¿PORQUÉ NO ME SIENTO SUFICIENTE?

Poderosos Métodos para Aumentar la Confianza en ti Mismo y Hacer Grandes Cambios en tu Vida

RAYMOND S. GOODMAN

© Copyright 2024 – Raymond S. Goodman - Todos los derechos reservados.

Este documento está orientado a proporcionar información exacta y confiable con respecto al tema tratado. La publicación se vende con la idea de que el editor no tiene la obligación de prestar servicios oficialmente autorizados o de otro modo calificados. Si es necesario un consejo legal o profesional, se debe consultar con un individuo practicado en la profesión.

- Tomado de una Declaración de Principios que fue aceptada y aprobada por unanimidad por un Comité del Colegio de Abogados de Estados Unidos y un Comité de Editores y Asociaciones.

De ninguna manera es legal reproducir, duplicar o transmitir cualquier parte de este documento en forma electrónica o impresa.

La grabación de esta publicación está estrictamente prohibida y no se permite el almacenamiento de este documento a menos que cuente con el permiso por escrito del editor. Todos los derechos reservados.

La información provista en este documento es considerada veraz y coherente, en el sentido de que cualquier responsabilidad, en términos de falta de atención o de otro tipo, por el uso o abuso de cualquier política, proceso o dirección contenida en el mismo, es responsabilidad absoluta y exclusiva del lector receptor. Bajo ninguna circunstancia se responsabilizará legalmente al editor por cualquier reparación, daño o pérdida monetaria como consecuencia de la información contenida en este documento, ya sea directa o indirectamente.

Los autores respectivos poseen todos los derechos de autor que no pertenecen al editor.

La información contenida en este documento se ofrece únicamente con fines informativos, y es universal como tal. La presentación de la información se realiza sin contrato y sin ningún tipo de garantía endosada.

El uso de marcas comerciales en este documento carece de consentimiento, y la publicación de la marca comercial no tiene ni el permiso ni el respaldo del propietario de la misma.

Todas las marcas comerciales dentro de este libro se usan solo para fines de aclaración y pertenecen a sus propietarios, quienes no están relacionados con este documento.

Índice

Introducción — vii

1. La importancia de confiar en uno mismo — 1
2. Autoestima, autoconfianza y sus diferencias — 17
3. Los caminos más fáciles no siempre son mejores — 29
4. El camino largo pero seguro — 39
5. Empiece por conocerse — 51
6. Encuentre sus pasiones, revele sus miedos — 75
7. Enfrente los obstáculos — 99
8. Celebre sus logros — 113
9. Evite el autosabotaje — 123
10. Reconozca cada paso que avance — 135
11. Acuda a la positividad — 141
12. Sea constante — 153

Conclusión — 159

Introducción

Este libro no es teórico. No es una recopilación de estudios científicos orientados a ayudarle a resolver su problema con las mejores "soluciones" de acuerdo con una serie de hipótesis. No es una colección de especulaciones sobre métodos y pautas que podrían explicar su situación, algo que tal vez haya ayudado a otras personas. No se ofrece esta información con la esperanza de que "pueda" ayudarle de alguna forma.

Lo más probable es que usted viva de la siguiente manera: echándose la culpa a sí mismo o misma por cualquier mal que le suceda, incluso por cosas que están fuera de su control; albergando un odio y resentimiento hacia usted que no puede explicar de dónde salió; descalificando cualquier esfuerzo hecho, logro obtenido o meta alcanzada por su parte, incapaz de creer que usted hizo algo de lo que sentir orgullo; creyendo que no merece que le suceda nada bueno y rindiéndose ante lo malo, sin atreverse a luchar por mejorar las cosas; dudando constantemente de su valor y propósito en la vida, temiendo formar relaciones significativas y huyendo de las que ya tiene, excepto en las negligentes, en donde se queda a pesar de todo el daño; finalmente, usted vive cansado o cansada de todo esto, de ser una víctima de sí mismo o misma y de ser su peor enemigo, pero no logra ver cómo puede vencer esta batalla.

Si usted quiere empezar a vivir una vida llena de victoria, poder, con un fuerte sentido de dirección y significado, las lecciones en este libro, adquiridas a partir de las experiencias directas de seres humanos que viven a base del ensayo y error, podrían serle de beneficio. ¿Para qué? Para verse de otra manera, para empezar a apreciarse en vez de odiarse.

La autoconfianza es crucial para vivir una vida que valga la pena. Incluso si usted no tiene grandes sueños o metas, necesita confianza para asegurar que reciba lo que merece y lo que necesita. Además, es una parte importante de la identidad; le asegura su propio lugar

Introducción

en este mundo. Nadie puede arreglar su autoconfianza, solo usted. Es una cuestión de realización personal.

Este libro es para las personas que lidian con falta de autoestima y que sienten que no viven a su máximo potencial, a las que le cuesta trabajo hacer sus sueños realidad y que su voz sea escuchada. En suma, es para las personas que ven cómo los efectos de una baja autoconfianza corrompen su desempeño en todas las áreas de sus vidas, incluso llegando a impactar a otros.

De este libro, obtendrá la información que necesita para armar un esquema personal que le ayudará a desenvolverse de manera más efectiva sea cual sea la situación en la que se encuentre. Encontrará la mejor forma de desarrollar una mejor autoestima y mejorar la relación con usted mismo, empezando por un cambio en su valor personal. Aprenderá a cómo defender sus propios derechos, reclamar lo que le pertenece y a infundir el respeto que se merece. De esta manera, se volverá una persona más eficiente en todo sentido, lo que le llevará a una mejor relación consigo y con las personas a su alrededor.

1

La importancia de confiar en uno mismo

La autoconfianza es la base de todo lo demás que conforma su vida. De ella, toma todo lo que se necesite para lograr y alcanzar cualquier propósito y meta. Considérela como el tanque de combustible de su vida. Claro está, no es el combustible físico; no es algo que se pueda reducir meramente a una sustancia, pero, de cualquier manera, existe.

Tal vez las personas no se percatan de ello, pero la autoconfianza da el poder esencial para tener éxito en todas las áreas de la vida.

En la carrera

. . .

La autoconfianza es necesaria para su carrera porque, le guste o no, los negocios buscan líderes.

Cuando revisa los anuncios de vacantes y ve que buscan a una persona sin experiencia, lo más seguro es que, si usted logra posicionarse a la altura de un futuro o futura líder, alcanzará los mejores puestos de esa compañía. No importa si solicitó empleo en un puesto aparentemente fijo; una vez que el comité corporativo vea su potencial, adquirirán un interés en su desarrollo personal e invertirán en usted. Es necesario que entienda que la vida y duración de un negocio depende de qué tan efectivos son en convertir a los trabajadores de bajo rango en grandes líderes.

Ahora, esta posición de liderazgo puede tener varias formas. Puede ser un mandatario de primera línea, lo que puede considerarse un mánager de bajo nivel; o un miembro administrativo intermedio, un vicepresidente o incluso un director ejecutivo. Realmente todo depende de usted.

. . .

Lo que es necesario que entienda es que los negocios están desesperados por encontrar líderes porque, hay que aceptarlo, la gran mayoría de las personas que buscan un trabajo lo hacen solo porque necesitan pagar la renta. Lo único que quieren es llegar al final del mes. No piensan en el futuro; piensan en sus necesidades a corto plazo y, en consecuencia, la gran mayoría nunca logra convertirse en líder, pues está completamente fuera de la concepción de su lugar dentro de la compañía. Al fin y al cabo, solo quieren resolver un problema.

Si usted es una persona segura de sí misma, puede llegar a ser un o una líder. Puede llevar un porte que le asegure a las personas que puede resolver las cosa e inspirar a otros, no solo con su productividad, sino también con las señales emocionales que transmita, de tal manera que las personas a su alrededor encuentren el optimismo que necesitan y, así, aumentar la productividad.

Este es el tipo de individuo que los negocios buscan para desarrollar y promocionar, pues si son capaces de producir suficientes líderes, vencerán a cualquier competencia cuyo equipo esté compuesto por personas con actitudes que solo buscan ser efectivas a corto plazo, es decir, aquellas que simplemente van a cumplir con su trabajo y recibir la compensación equivalente. Nada más y nada menos. Una compañía sostenida por una mayoría de empleados con esta mentalidad no llegará muy lejos, pues siempre será superada por las que tengan líderes al frente. Sin embargo, para que usted sea uno de ellos, necesita tener autoconfianza.

En las relaciones

Las relaciones se componen de dos personas diferentes, con sus respectivos egos, procedencias y pasados. Esto puede ser algo muy bueno, pues no hay nada más emocionante que hablar y convivir con alguien cuyas experiencias sean distintas a las de usted.

A pesar de esto, más allá de ser algo positivo, también puede generar conflicto, pues no comparten un origen en común, por lo cual sus visiones del mundo, ideas e influencias al crecer también pueden llegar a divergir. Por lo tanto, cuando entra a una relación, es muy fácil verla como una competencia, en donde hay un ganador y un perdedor.

Desafortunadamente, si tiene poca autoconfianza, le será muy fácil gravitar hacia una disposición en donde usted crea que no vale la pena defenderse a sí mismo o misma, ni a sus necesidades, para evitar que la otra persona se aleje. En otras palabras, deja que su miedo a perderla domine su relación, de tal manera que deja de ser una por completo.

Usted necesita saber que las relaciones son espacios y arreglos que deberían dejar crecer a ambas personas, y es muy difícil hacerlo cuando usted renuncia enteramente a sí mismo o misma. Es casi imposible prosperar cuando siente que necesita contenerse por temor a quedarse solo o sola.

Sin la autoconfianza necesaria, su identidad dentro de la relación terminará siendo consumida por la identidad de su pareja. En otras palabras, la relación se volverá solo sobre la otra persona, sus necesidades, sus planes y su futuro, y quedará en usted el crear excusas que expliquen por qué dejó que esto sucediera.

Una muy común es hacerse creer que usted está haciendo todo lo posible para fomentar la relación; pero no puede hacer esto si está totalmente fuera de ella. La relación no es solo su pareja. Desafortunadamente, esta forma de pensar ocasiona que su apoyo y cariño tomen forma de negligencia a usted mismo o misma, sus necesidades y su identidad dentro de la relación. Lo único que logra es respaldar a su pareja, a nadie más.

Necesita ser más firme en su convicción para poder seguir amando; necesita formar su propia identidad, de tal manera que se asegure que su relación está construida en una base sólida compuesta por equidad y respeto. Nada de esto será posible si no tiene autoconfianza.

Para que su relación sea sana, necesita que su pareja le tome en cuenta. Y no solo eso: la otra persona, además de notar su presencia, necesita darle la consideración apropiada a su retroalimentación. Además, debe diferir con usted cada cierto tiempo. En otras palabras, usted necesita hacer que su voz sea escuchada, algo casi imposible si no confía en lo que tiene para decir.

Otra razón por la cual la autoconfianza es de gran ayuda en su relación es porque, no existe algo tal como una relación perfecta.

Las personas pueden y cometerán errores: su pareja o usted puede ser infiel o pueden decir las cosas incorrectas en el peor momento y lastimarse mutuamente. Todo tipo de cosas pueden salir mal.

Tomando esto en cuenta, es importante perseverar y buscar arreglar las cosas a pesar de todo. No se confunda: su pareja puede decir algo tan hiriente, devastador y humillante que le será muy fácil tirar la toalla y desertar. Sin embargo, no debería hacerlo si la relación vale la pena; al contrario, usted sigue luchando. Necesitará mucha resiliencia para llegar a un punto en donde pueda comunicarse de tal manera que su pareja aprenda de esa triste experiencia y le dé a usted el respeto apropiado. Esto no sucederá a menos que tenga la autoconfianza suficiente al adentrarse en el campo de batalla.

Con una autoestima baja, será muy fácil que su relación se debilite hasta que sea cuestión de tiempo para que uno de ustedes se aleje y termine con todo. Si usted cree que esto es difícil, debe entender que, en primer lugar, para iniciar una relación se necesita confianza. ¿Para qué? Para destacar entre otros pretendientes.

Si su pareja es muy atractiva o interesante, tenga por seguro que habrá más personas interesadas en él o ella además de usted. Todo dependerá de su nivel de encanto; mientras mayor sea, usted tendrá más competencia.

Sin embargo, aun si su pareja no es tan guapa, habrá al menos una persona interesada en él o ella, o tal vez a su pareja le interese alguien más. Para llamar la atención entre las demás personas, usted necesitará autoconfianza. Al menos, necesitará defender las razones por las cuales su persona de interés debería elegirle a usted en vez de a alguien más.

. . .

<u>Para disfrutar la vida</u>

En términos de calidad de vida, la autoconfianza es crucial; no se puede vivir siempre en las sombras. Si no tiene este valor, se resignará a ser una persona más en el mundo y otro rostro entre la multitud. Empezará a creer que usted no tiene tanta importancia, y que no puede alzar la voz porque sus palabras no harán ninguna diferencia.

No puede pasar la vida sin defender sus necesidades. Las personas caminarán sobre usted, simplemente porque pueden. La vida es una batalla de todos contra todos, en verdad; olvide todo lo que ha escuchado antes: no es un mundo de luz, sonrisas, unicornios y algodón de azúcar. Allá afuera, la realidad es brutal. No es sorpresa cuando alguien abusa de cualquier mínima muestra de fragilidad; a cualquiera que le ofrezca la mano, le tomará el pie.

. . .

Usted necesita alzar la voz, exigir sus necesidades y reclamar sus derechos. No puede vivir en las sombras y ceder sin pelear. Esto dificultará que disfrute de la vida, pues sentirá que no hace más que conformarse con algo que cada día se va haciendo más y más pequeño; tomará el lugar de espectador en su propia vida y, sin importar cómo se sienta, lo que suceda a su alrededor o lo mucho que lleguen a hacerle daño, no encontrará relevancia en nada de esto porque no encontrará la importancia en usted mismo. ¿Se da cuenta de lo corrosivo que esto es? ¿Entiende que no ha logrado más que resignarse a una vida patética? Y lo será, porque usted es capaz de hacer y dar mucho más.

Lo que debe asimilar de todo esto es que, para tener éxito en la vida, necesita confiar en sí mismo o misma. Nadie más lo hará por usted, porque nadie más podría hacerlo.

Un secreto que a nadie le gusta admitir es que la mayoría de las personas son inseguras y tienen falta de confianza. Esto último no significa necesariamente que no tengan nada de autoconfianza, sino que no tienen la suficiente. En otras palabras, que están por debajo del nivel necesario para experimentar sus vidas a su máximo potencial.

Ahora, esta revelación es bastante aparente. Si examina las vidas de todas las personas que conoce, está casi garantizado que al menos el 80% de ellas están viviendo por debajo del promedio de lo que son capaces.

Se están conformando con tomar el segundo lugar, sin aventurarse hacia la cúspide más alta de lo que es posible exprimir a la vida.

Nuevamente, esto se debe a que les hace falta confianza. Es por lo mismo que las personas que poseen altos niveles de autoconfianza son tan magnéticas y las que no se sienten atraídas hacia ellas. Es fácil ver el lado positivo de esto; tan simple como notar a las personas que se acercan a usted y le animan, pues, quieran decirlo o no, usted tiene algo a un nivel que ellas no.

Sin embargo, usted puede atraer a las personas incorrectas.

. . .

Existen aquellas a las que les falta confianza, y lo saben, así que intentan atacar, exponer o dejar en la mira a las personas que claramente son más seguras que ellas. Están en todas partes.

En lo que debe enfocarse es que, sin importar cómo se presenten, las personas confiadas son "magnéticas" precisamente porque hacen que los demás a su alrededor se sientan cómodos y cómodas. Una vez más, no debe olvidar el magnetismo negativo, donde las personas envidian lo que usted es y lo que tiene. Quieren sentirse cómodas, pero creen que, para ello, necesitan derrumbarle para compensar su propia falta de nivel.

De cualquier forma, cuando uno tiene confianza, automáticamente se vuelve magnético, pues cubren el deseo ajeno de seguridad y apoyo. En otras palabras, las personas a su alrededor están buscando liderazgo. Son como ovejas perdidas buscando a un pastor; puede que esto suene insultante, así que asegúrese de no decírselo a nadie a la cara para evitar conflictos.

. . .

Pero es la verdad; a las personas les hace falta seguridad en sí mismas, de una manera u otra, y lo saben. Por esto gravitan naturalmente hacia las personas con un nivel alto de confianza, fácil de ver y de detectar. ¿Por qué sucede esto? ¿Por qué buscan un líder? Porque las personas confiadas hacen que los demás sientan que cualquier cosa es posible. Esta es la base del liderazgo. Cuando logra hacerles sentir que ciertas cosas son alcanzables, no se cansarán de usted, pues, si se les deja por su cuenta, empezarán a sentir que todo es más difícil de lo que parece y a creer que hay demasiados obstáculos en su contra.

Cuando usted se acerca y les inspira, de tal manera que tienen la seguridad de que pueden alcanzar sus propósitos, no pueden hacer más que sentarse a prestar atención. Usted les hace sentir todo lo que no podrían por sí mismos. Si usted se mantiene cerca de personas confiadas por el tiempo suficiente, los demás sentirán que las cosas no son solo posibles, sino también probables. Esto es lo que se busca en un líder. Esto es lo que se busca en los círculos sociales.

. . .

Sea en un sentido positivo o negativo, la realidad que nadie puede negar es que las personas que confían en sí mismas logran que las demás a su alrededor sientan que todo está al alcance de sus manos; esto es la definición de poder.

Las personas confiadas son capaces de crear un "campo de realidad personal" a su alrededor. Es muy fácil andar por cualquier rumbo y creer que hay cosas posibles e imposibles; todo el mundo tiene derecho a ello. Por el contrario, en el momento que uno se cruza con este campo, es fácil caer atrapado bajo su influencia, víctima de su persuasión.

Tal vez las respuestas que estas personas den a las preguntas que usted se enfrenta no sean mejor que las que usted puede dar, pero no se sentiría de esa manera, pues su nivel de autoconfianza es tan contagioso que, si ella o él se demuestra firme, eso le será más que suficiente para convencerle de que debe tener razón. Puede que usted haya llegado a la conclusión absolutamente correcta, ya que su tren de pensamiento está basado en la lógica, la razón y experiencias pasadas, pero todo esto deja de importar. En cambio, la seguridad ajena le toma desprevenido o desprevenida, por lo que es fácil orientarle a una respuesta que se opone en su totalidad a la de usted.

Las personas confiadas también son capaces de formar este campo de realidad personal a su alrededor a través de la cohesión grupal.

Lo crea o no, cuando dos o más individuos están en un mismo grupo, y repiten ciertas cosas, empiezan a hipnotizarse mutuamente. Se persuaden entre ellas a pensar que las ideas con las que particularmente tienen un problema son verdaderas. Existe un pensamiento en grupo, y la causa de esta cohesión es, como podrá adivinar, las personas que confían en sí mismas.

Una vez que esto sucede, estas últimas pueden utilizar las fuerzas individuales y las competencias grupales para cruzar las metas en común. Esta es la esencia del liderazgo. Es importante que entienda que no porque usted sea capaz de hacer algo gracias a la confianza innata que tiene, significa que adquirirá roles de autoridad automáticamente; al menos, no al principio. En otras palabras, no porque sea capaz de lograr ser un líder significa que su jefe le promocionará sin decir más. A veces toma tiempo, pues, al fin y al cabo, existen las políticas laborales.

Sin embargo, el lugar para el que usted trabaja cometería un error si no se fija en su liderazgo orgánico, ya que, así sean personas con títulos formales o que ocupan los lugares más altos en la jerarquía, su control natural no se puede negar. Sería una total pérdida para la organización si decide pasar la vista sobre ciertos individuos sin aprovecharse de su seguridad y el efecto que tienen en los demás. Aférrese a esto último porque es fácil pensar que la autoconfianza es algo que sería "bueno tener", pero no, no es una opción.

Si usted quiere lograr cualquier meta, vivir a su máximo potencial y dejar atrás aquella vida llena de frustración, decepciones y resentimiento contra sí mismo o misma, necesita invertir tiempo, esfuerzo y energía en construir su autoconfianza, de tal manera que se convierta en un líder natural que, tarde o temprano, se adueñará del rol en un ámbito formal.

2

Autoestima, autoconfianza y sus diferencias

MUCHAS PERSONAS CONFUNDEN la autoestima y la autoconfianza. De hecho, cuando estas personas hablan de la primera, en realidad se están refiriendo a la segunda y viceversa. Es muy fácil creer que ambos conceptos son lo mismo; sin embargo, no es así. Son dos cosas totalmente diferentes. Lo único que tienen en común es que intervienen en la calidad de vida del individuo; pero la manera en que operan, el impacto que causan y la manera en que se aplican son cuestiones separadas.

En este capítulo, se diferenciarán ambos conceptos para que usted tenga una mejor idea sobre lo que son la autoestima y la autoconfianza. La razón para hacer esto es para facilitar la resolución de un problema. Usted sufre de bajos niveles de autoconfianza, y está intentando arreglar esto; pero le será difícil hacerlo si no tiene clara su definición.

Si usted piensa que un conflicto es A y lo define como B, entonces incluso las mejores soluciones para B no harán que A se termine. Una aclaración es necesaria.

Si bien es importante que entienda lo que diferencia a estos dos conceptos, también debe aprender cómo se relacionan entre sí. Una vez que sepa cómo se presentan en su vida, podrá idear un plan exitoso que le ayudará a alcanzar niveles más altos de autoconfianza, garantizando una mejor calidad de vida. Esa es la última meta. Pero, para poder alcanzarla, es necesario abordar el tema de la autoestima.

Este concepto se refiere a la valoración que usted tiene de sí mismo o misma. Cuando se ve al espejo, empieza a pensar todo tipo de juicios; se crea esta narrativa personal sobre su importancia como individuo, su lugar en el mundo y su mérito. ¿Vale la pena hacer sacrificios por usted? ¿Su existencia tiene algún significado? ¿Qué tan importante es?

Estas son las preguntas que definen a su autoestima; son preguntas de valor, y eso es algo que usted mismo se adjudica.

Por otro lado, la autoconfianza es la proyección externa de los factores anteriormente mencionados: su valía, lugar, mérito, importancia y efectividad, cosas que usted siente.

Mientras que la autoestima es completamente propia, es decir, que se desenvuelve como un diálogo interior y una historia personal que pocos podrían conocer, la autoconfianza se muestra a la vista del público. Por ejemplo, si usted piensa que es un completo fracaso, entonces empezará a actuar como una persona que está destinada a fallar, alguien que no tiene mucho valor y que no tiene respeto por su propia existencia.

. . .

La autoconfianza depende por completo de las señales que usted transmita al resto del mundo sobre cómo deberían interpretar y valorar. Como probablemente se pueda imaginar, la autoestima viene unida a ella por completo, pues surgen del mismo lugar. Pero tenga clara su diferencia principal: una es interna y la otra es externa.

Puede que los demás piensen que usted es una persona exitosa, que tiene muchas riquezas, poder y que es altamente codiciado o codiciada. Todos estos son juicios externos. Sin embargo, si usted sigue pensando que es insignificante y que no sirve para nada, ninguna valoración ajena logrará que sus problemas de autoestima desaparezcan, pues esta imagen que usted se mantiene para sí mismo o misma sostiene la última palabra de lo que asienta su valor, su lugar en el mundo y su importancia.

La autoestima puede considerarse como una autoconfianza internalizada.

En términos simples, usted da un paso atrás para echarle un vistazo a su valor como persona y llega a la creencia de que lo tiene. De que puede lograrlo todo.

Tiene lo que se necesita, está en donde debe estar, entre otros pensamientos similares. Es, en pocas palabras, una internalización de su capacidad y la valía que usted decide otorgarse.

Entonces, si la autoestima es autoconfianza internalizada, algo similar puede ser dicho de esta última: la autoconfianza es autoestima exteriorizada. Ya que el cimiento de la personalidad de un individuo recae en la estimación que tenga de sí mismo o misma, lo que le sigue es una manera de portarse que, según lo que el mundo puede observar, es una emanación o un reflejo de lo que sucede dentro de sí. En otras palabras, todo empieza por usted, su autoestima y lo que elige creer de sí mismo o misma: el que considera que es su rol en el mundo, lo que tiene para dar, el mérito que merece y lo que es capaz de realizar. A partir de esto, progresa y se desenvuelve para el resto de las personas.

¿Cuál es la manifestación objetiva de todo esto? ¿Qué es lo que los demás pueden observar? Las personas se fijarán en ciertas señales y pistas. Prestarán atención a su lenguaje corporal, por ejemplo. ¿Usted demuestra un porte que les asegure que confía en su habilidad para llevar las cosas a cabo? ¿O, al menos, que confía en que sabe de lo que está hablando? ¿Sus movimientos lo reflejan? También se fijarán en sus expresiones faciales. ¿Le cuesta trabajo mirar a las personas a los ojos?

¿Siente la necesidad de mirar hacia otro lado porque está avergonzado o avergonzada? ¿Le es difícil mostrar ciertos gestos? Estos también serán interpretados porque las personas confiadas suelen tener ademanes peculiares. No tienen la intención de dominar a los demás; no buscan alzarse sobre sus cabezas impulsadas por su confianza. Por el contrario, su actitud es relajada; de esta manera, tranquiliza a los demás a su alrededor, pero ellos y ellas se quedan con la idea de que esta persona es bastante firme en su interior.

Más allá de esto, la autoconfianza se manifiesta al momento de atravesar ciertas situaciones. Cuando algo vergonzoso o que podría empezar algún conflicto ocurre, ¿su primer instinto es huir o pedir disculpas? ¿Su reacción inmediata es echarse la culpa e intentar pasar la página o espera que las personas no hayan notado su fallo en primer lugar? La manera en que afronta estos problemas tiene un impacto en cómo los demás le toman en serio o si lo hacen en primer lugar.

Si usted es el tipo de persona que se hace cargo de la situación, los demás le prestarán toda su atención, pues es muy raro que exista alguien así. La mayoría de los individuos son pasivos. Su valentía al momento de adentrarse a un problema depende por completo de su nivel de autoconfianza.

Incluso las palabras que elige son reflejos de qué tan seguro o segura es. Las personas confiadas no dicen "No tengo dinero, es imposible"; en su lugar, utilizan otro modo de expresarse. Inquieren cosas como "¿De qué manera puedo lograr eso? ¿Qué medios me llevarán a conseguir el dinero?". En suma, se guían por preguntas cuyas respuestas podrían darles algún tipo de ideas que les orientará hacia su realidad deseada por el camino indicado. Compare esto con declaraciones apáticas como "No me alcanza, no tengo ni un peso, simplemente no sucederá". ¿Con qué tipo de persona le gustaría relacionarse?

Finalmente, otro componente externo de la autoconfianza implica la manera en que habla. Si usted no logra evocar el volumen suficiente como para transmitir que confía en su nivel de desempeño, esto le ocasionará problemas. Las personas no se le acercarán buscando respuestas. No acudirán a usted sintiéndose inspiradas. ¿Cómo podría darles lo que están buscando cuando está claro que ni sabe sobre lo que está hablando? ¿O que no da señales de que habla con sinceridad y basándose en lo que usted cree que está bien?

Estas señales externas de autoconfianza son extremadamente importantes debido a este impacto que producen en los demás. Recuerde, cuando usted confía en sí mismo o misma, no lo hace solo porque no tiene nada mejor que hacer.

La autoconfianza no es ningún tipo de etiqueta o accesorio; no es un saco llamativo que se pueda poner para que las personas lo noten y le digan que se ve bien. Por el contrario, es algo que tiene efecto real sobre ellas. Cuando esto sucede, entonces desata un cambio en su rol dentro del círculo social.

. . .

Cuando envía señales externas de confianza, usted causa un impacto que conlleva a que los demás se sientan seguros y seguras a su alrededor. Se sienten más cómodos y cómodas, de una manera tal que incluso les llega a ser familiar. Están más dispuestos y dispuestas a ayudarle; estas disposiciones traen consigo niveles cada vez más altos de respeto. De esta manera, también empezarán a considerar que usted es parte de su equipo, que ellos y ellas son parte del suyo, y que hay una conexión entre ustedes.

En otras palabras, cuando usted confía en sí mismo o misma, se vuelve capaz de cambiar su entorno y la realidad inmediata a su favor. En esto recae la verdadera importancia de la autoconfianza porque, si hay una verdad absoluta, es que al mundo no le podrían importar menos sus sentimientos. Incluso si usted siente que tiene mucho poder, pero lo deja únicamente en su interior y no se manifiesta en sus acciones, no estará haciendo nada más que perder el tiempo, pues a la sociedad solo le interesa las cosas que usted haga.

Una de estas cosas es lograr un impacto lo suficientemente fuerte en los demás como para inspirarles a que trabajen para usted o se comporten de manera diferente. ¿Nota cómo funciona? Así es como el mundo juzga a las personas; así es como mide su valor. Todo es objetivo y depende de los resultados. Cualquier otro factor como los sentimientos, emociones, lo que pudo o debió haber pasado y la intención que se tenía no importa.

Lo único en lo que el mundo tiene interés es lo que usted hizo realidad. ¿Cómo cambió su entorno? ¿Qué nivel de impacto tuvo en las personas a su alrededor? ¿Dejaron de comportarse de cierta manera? En otras palabras, el mundo analiza las relaciones humanas y sus dinámicas en términos de las reacciones en cadena que llevan a que un evento suceda, ya que esto es concreto, es palpable. No es teórico ni especulativo. Usted logró algo o no; usted tuvo impacto o no.

Es por esto por lo que la autoconfianza es tan importante; gracias a ella, su realidad podrá cambiar. Cuando logra guiar a las demás personas a que cambien sus actitudes y forma de actuar, usted podrá dirigirlas a una meta en común. Se comunicarán entre sí de una manera tal que logre transformar las cosas.

Ahora, tome en cuenta que esta transformación puede ser tan positiva como negativa, pero ese no es el punto. Lo que debe entender es que el mundo solo ve quien es basado en los resultados que usted produce, sean estos buenos o malos.

3

Los caminos más fáciles no siempre son mejores

Antes de saltar de lleno, es necesario aclarar una cosa.

La siguiente información le ayudará a construir un plan personal para aumentar su autoconfianza; énfasis especial en el concepto de "plan personal". Este capítulo le proveerá con un mero andamiaje o estructura para que sus propios esfuerzos rellenen los espacios en blanco, de tal manera que sea capaz de mejorar su seguridad. En otras palabras, usted tendrá que completar el plan con información específica de su vida, pero esto es algo que solo usted sabe y entiende.

. . .

Al otorgarle estas direcciones generales, usted las afinará de acuerdo con sus circunstancias actuales, sus experiencias del pasado y sus preferencias para el futuro.

Manténgase alejado de aquellos métodos universales o milagrosos para aumentar su confianza; la mayoría no ofrecen soluciones en absoluto porque lo que funcione para una persona podría no servirle a usted. Es por eso por lo que es mejor trabajar con una guía; en ella, podrá ver los detalles suficientes para recordarle ciertas cosas que ocurren en su vida y que debe tener en cuenta. En consecuencia, podrá insertar detalles cada vez más personales que modificará según vaya siguiendo el plan.

El secreto de seguir una guía es implementarla de forma consistente. Con la práctica constante, podrá fijarse mucho mejor en las cosas que le están funcionando y, más adelante, modificar las que no. Con la implementación adecuada y el tiempo suficiente, usted obtendrá un marco de trabajo que mejor se moldeará a su vida diaria, no a la de alguien más.

. . .

Esta es la clave del éxito.

Una vez más, evite las soluciones mágicas para mejorar el desempeño de su confianza. Estas fallan la mayoría de las veces porque están basadas en la vida de alguien más, con experiencias diferentes a las que usted ha vivido. Incluso puede que las circunstancias que están atravesando no sean las mismas. ¿Cómo es que su plan desarrollado punto por punto y aplicado como una generalización podría funcionar? Simplemente no sucederá. Sería como intentar insertar una pieza cuadrada en un hueco circular.

En su lugar, use una guía que pueda personalizar basándose en su vida. Es fácil creer que, si sigue los pasos o los consejos de cualquier solución mágica, todo resultará bien de manera rápida y sencilla, pero esto rara vez ocurre.

Usted debe estar dispuesto o dispuesta a trabajar y poner el esfuerzo necesario para que las cosas funcionen. Debe moldear las soluciones a su gusto para que pueda aplicarlas a sus circunstancias particulares. De otra manera, se estará conformando con lo más mínimo en caso de que funcione, o con el fracaso total si no. Una vez aclarado esto, puede comenzar.

La manera más común de fortalecer su autoconfianza es simplemente salir al mundo y proyectar seguridad. Esto es algo que muchos otros libros le indicarán realizar. Usted tendrá que comportarse de una manera tal que transmita confianza. Simplemente observe con atención a las personas confiadas, intente descifrar y entender lo que les hace especiales, e imite las señales que transmitan. Esto se puede resumir en que lo que necesita hacer es fingir hasta que lo logre. Usted sabrá que es una mentira porque, en el fondo, se siente inadecuado o inadecuada; siente que no tiene ninguna clase de valor, pero, por fuera, tendrá que actuar como si estuviera en la cima del mundo. Pórtese de tal manera que le haga creer a los demás que puede resolver cualquier manera porque tiene una profunda e inquebrantable confianza en sí mismo o misma.

La ventaja de pretenderlo hasta lograrlo debería ser obvia: es rápido. Es bastante fácil de implementar. Donde sea que usted trabaje, habrá al menos una persona confiada. Lo único que usted necesita hacer es ver a esa persona, estudiarla de lejos y posteriormente empezar a imitar algunas de las cosas que diga o haga, así como su lenguaje corporal y su apariencia. Este método casi no requiere ningún tipo de preparación. Puede empezar en el momento que usted prefiera y a veces ni siquiera debe analizar su presente; la inspiración puede venir de un recuerdo de alguna persona confiada que haya conocido en la escuela o en algún trabajo anterior. A partir de ello, puede canalizar su personalidad hacia su aquí y ahora. Es una forma de proyectar confianza bastante libre y sin restricciones.

La mayor desventaja de este método es que trae consigo un periodo de ensayo y error. Como se mencionó anteriormente, las cosas que funcionen para alguien más podrían no hacerlo para usted. Puede que su inspiración transmita ciertas señales sin ningún problema, desenvolviéndose a la perfección; es una persona que ya domina ese nivel de seguridad. Sin embargo, cuando usted lo haga, puede que le salga estrepitosamente mal, de tal manera que se avergüence frente a todos y todas.

. . .

Por desgracia, cuando se comete un error, las heridas emocionales requerirán un largo tiempo para sanar. Sufrir un trauma tras arruinar las cosas es muy fácil, pues sigue dentro del periodo donde nada es seguro.

A la larga, usted podría derrumbarse por completo y a una velocidad tan rápida que, más pronto de lo que cree, desarrollará mecanismos dañinos para lidiar con las opiniones ajenas. Podría volverse una persona muy tímida o, por el contrario, una muy prejuiciosa, e incluso adoptar una actitud defensiva ante todo, justo para evitar lastimarse otra vez. En otras palabras, intentará disimular su falta de confianza convirtiéndose en una persona ofensiva o arrogante. Pero esto. en vez de resolver problemas, ocasionará muchos más.

Otra manera de nutrir la autoconfianza es simplemente comprarla. Esto no se refiere a conseguirla en forma de alguna pastilla o cápsula, o a través de una máquina de alta tecnología que le envuelva en una armadura brillante e invencible de seguridad. En su lugar, esto implica conseguir adornos, instrumentos o cualquier otra posesión que le haga sentir más confiado o confiada. La industria global de la moda es un negocio en parte gracias a esta dinámica.

. . .

Muchas personas que tienen baja autoestima o que les hace falta autoconfianza se compran ropa y accesorios que les hacen sentir mejor o, al menos, más importantes. Caen en el viejo hábito de creer que el aspecto exterior lo es todo. La mayoría también continúan creyendo que, si uno quiere ganar un millón de dólares, el mejor método para lograrlo es vestirse como si tuvieran esa cantidad de dinero.

En suma, la apariencia que usted le muestre al mundo le ayudará a reorganizar la realidad interior de toda su existencia. Como se verá más adelante, esto funciona al revés: si usted quiere ganar confianza, necesita empezar desde adentro y trabajar en exteriorizarlo. Tiene que partir desde los aspectos más profundos de su identidad e irlos trabajando hacia afuera. De esta manera, construirá bases sólidas sobre las que erguirá su confianza. Sin embargo, cuando primero trabaja en la percepción exterior con ayuda de juguetes, adornos e instrumentos que usted compre, usted dependerá de su imagen superficial para cambiar la interna.

La gran ventaja de comprar su confianza es, antes que nada, su facilidad y rapidez. Si tiene una tarjeta de crédito o un trabajo, puede comprar ciertos objetos que le ayudarán a conseguir cierto nivel de respeto. Ahora, tome en cuenta que no está comprando a este último; solo piensa que lo hace. Empezará a notar los cambios positivos a partir de las reacciones ajenas.

Lo que en realidad está haciendo es complacer la pereza mental de las demás personas. Ellas toman un símbolo y le adjudican todo tipo de significado. Por ejemplo, si usted fuera a adentrarse a un estacionamiento conduciendo un auto de último modelo, las personas mirarán al vehículo, luego a usted y, para terminar, realizarán todo tipo de conexiones instantáneas.

Debido a que ver a alguien conduciendo un automóvil con un valor monetario alto es una vista relativamente extraña, los demás encontrarán fácil llegar a la conclusión de que usted es un ganador o ganadora, de que ha logrado todo en la vida y que es un líder.

Como se podrá imaginar, puede que usted no haya hecho más que tomar prestado el auto de alguna amistad suya; o tal vez sea un mecánico trabajando en arreglarlo y solo lo esté llevando por un manejo de prueba. Sin embargo, las personas son mentalmente perezosas; cuando ven a un símbolo, toman lo que saben de su propia falta de autoconfianza para otorgarle un valor. De cualquier manera, esta forma de proyectar seguridad en uno mismo es simple y sencilla.

Ahora, este método tiene una desventaja muy grave y seria. En primer lugar, cuesta dinero. Mientras más autoconfianza quiera transmitir, más dinero necesitará. Por ejemplo, si invita a sus compañeros de la preparatoria a tomar algo en su casa, y llegan a una mansión, comprar dicha residencia le costará un poco de trabajo. Segundo, usted no hará más que montar un espectáculo. Vivirá de las expectativas ajenas. En otras palabras, el fruto de su trabajo será el hecho de que las personas impondrán un significado sobre sus acciones que no tendrá nada que ver con lo que usted ha logrado para sí mismo o misma y por su cuenta.

Por si esto no fuera suficiente, tiene que mantener las apariencias. El respeto que las demás personas le otorgan es condicional y, a muchas de ellas, nada les haría más felices que ver a alguien que consideran superior a sí mismas tambalearse y caer de su pedestal. Esto, por supuesto, le llevará a sentir grandes cantidades de estrés.

Peor aún, muy en el fondo de su ser, usted se sentirá como un fraude o un impostor. Creerá que, debido a que no hizo más que comprar el semblante exterior de una persona confiada, será cuestión de tiempo antes de que la gente se dé cuenta. Esto le llenará de una profunda preocupación, causando un daño severo a sus nervios. Desafortunadamente, usted se causará esto cuando empiece a sentir que sus posesiones materiales y otros factores exteriores son lo único que le define, lo que se convertirá en un problema mucho mayor si no puede lidiar con los gastos de mantener estas apariencias. Así, tanto su autoconfianza como el respeto que siente por sí mismo o misma se esfumarán más rápido de lo que se imagina mientras la visión que los demás tienen sobre usted cambiará debido a la regresión de su fortuna.

4

El camino largo pero seguro

Los métodos discutidos en el capítulo anterior debieron ser claramente problemáticos para usted. Si lee las descripciones de aquellos mecanismos y estrategias para trabajar en su autoconfianza, le será fácil notar sus serias limitaciones.

Si bien es imposible negar que funcionarán para algunas personas, la realidad es que para la mayoría de la población que intente llevarlos a cabo, todo termina en desastre; no se desenvuelven y dan los resultados que se esperan.

. . .

Por suerte, hay una mejor alternativa. Esta es trabajar primero en su autoestima. En otras palabras, debe enfocarse en transformar su autoconfianza desde adentro. Al asentar una base firme de valor y respeto personal interno, logrará entonces proyectar estos sentimientos hacia el exterior tras adquirir un nivel mayor y más sólido de autoconfianza.

¿Sucederá esto de la noche a la mañana?

No, en absoluto. ¿Será fácil de lograr? Para algunas personas más que otras, pero de cualquier forma requerirá esfuerzo. Sin importar quién sea, necesitará estar dispuesto o dispuesta a ser consistente y trabajar hasta conseguirlo.

Desafortunadamente, la razón por la cual comprar su autoconfianza o pretenderla hasta conseguirla son métodos tan populares con otras personas es porque, puesto de manera simple, son fáciles de implementar. Comprar el carro de último modelo o el teléfono del año es, hasta cierto punto, mucho más sencillo que trabajar en sus inseguridades internas y en aquel sentido de inadecuación que no le permiten vivir bien y tener una mejor autoconfianza.

Sin embargo, debe saber que, al trabajar desde adentro hacia afuera, los resultados que obtendrá serán mucho más duraderos. De forma adicional, no tendrá que preocuparse de ser descubierto o descubierta como un fraude. No necesitará cargar a todos lados la culpa o preocupación de que usted sea, de alguna manera, un impostor. Tomando esto muy en cuenta, se necesita entender que cualquier solución que empiece desde el interior de uno mismo requerirá tiempo y mucho trabajo. Requerirá prestar atención a los detalles más mínimos y ser consistente con las acciones que le ayudarán a avanzar por este camino.

Si usted está dispuesto o dispuesta a comprometerse en hacer lo que sea indispensable, entonces el progreso y gran alcance estarán garantizados.

Este método funciona al vigorizar su autoconfianza a través del impulso de su autoestima. Para lograr esto, primero que nada, debe cambiar la percepción que tiene de sí mismo o misma. Cambie la manera en que se ve y la manera en que piensa sobre usted. Todo el mundo tiene esta autopercepción; es una imagen mental que los individuos sostienen sobre quiénes son, de qué son capaces y hasta dónde llegarán. Esto también incluye una idea de su lugar en el panorama general de las cosas. En otras palabras, es un sentido de pertenencia propia. Las personas que sufren de una baja autoestima claramente tienen una percepción negativa de estas cosas; sienten que su lugar se encuentra hasta el fondo y que tienen poco o nada de valor. Creen que, sin importar lo que intenten, los resultados que obtendrán serán mediocres. Pero, sobre todo, no se consideran como personas especiales.

Usted tiene que trabajar en su autopercepción. Cambie la imagen e idea que tiene de sí mismo o misma. Es necesario que cambie aquella creencia de que es una víctima perpetua de las situaciones y circunstancias que están fuera de su control por la idea de que es alguien capaz de hacer que las cosas sucedan.

Esto será un gran cambio en su imagen mental; le ayudará a dejar de ser alguien que solo se mantiene sentado o sentada de manera pasiva a observar su vida suceder a alguien que se vislumbra como una persona que tiene un rol directo sobre lo que está pasando. Así, en vez de mantenerse al margen y ver con frustración lo que ha sido de usted, sus metas y esperanzas, preguntándose de manera constante sobre cómo pudo dejarse perderlo todo, será la persona que hará sus sueños realidad.

Todo esto se puede trabajar empezando por la autopercepción. ¿Cómo se visualiza a sí mismo o misma? ¿Qué imagen mental tiene sobre su presencia, la persona que es y el lugar que tiene en el mundo? Esta autopercepción es crucial para definirse, pues, cuando lo hace, también traza los límites de su propio alcance; define lo que es capaz de hacer y lo que no, lo que le dificulta el camino y lo que le permite avanzar. La mejor parte de todo esto es que usted siempre tendrá el control porque usted es quien decide este aspecto de su persona, no alguien más.

Otro paso clave para mejorar su autoestima para realzar su autoconfianza es el hecho de que, en algún punto, tendrá que cambiar su narrativa personal.

Como se mencionó previamente en el libro, esto último es la historia continua que usted reproduce en su cabeza. Es el principio de organización al que se suscribe. Todas sus experiencias e interacciones con el mundo exterior y las personas que lo habitan se filtran a través de esta narrativa.

Por ejemplo, si usted se dice a sí mismo o misma que es una persona a la que nadie quiere, cuando cruce cualquier puerta y la gente le voltee a ver con cierta expresión en sus rostros, lo más probable es que interprete aquella mirada como una negativa. Creerá que lo que intentan decirle con sus ojos es que quieren que se mantenga alejado o alejada, que nadie solicitó su presencia y que es mejor que se vaya del lugar.

Si su narrativa personal le dice que es una persona apreciada y que cualquier persona estaría feliz de encontrarse con usted porque tiene algo positivo que contribuir, lo más probable es que interprete aquellas miradas como una invitación para acercarse y presentarse. Tal vez lo vea como un reto para dejar una impresión favorable sobre los demás. Cualquiera que sea el caso, terminará en un lugar totalmente diferente. En vez de sentirse insignificante, indeseado o indeseada, víctima de rechazo y de frustración, podrá ver una oportunidad para establecer contacto. Puede que incluso lo vea como una oportunidad positiva. Esta es la verdadera importancia de la narrativa personal.

Esta última es crucial al momento de interpretar su realidad porque, lo crea o no, todas las cosas que considera como verdades objetivas en realidad son juicios. Eso es todo lo que son. Dos personas pueden ver la misma serie de hechos y llegar a conclusiones totalmente diferentes basadas en sus propias interpretaciones, ya que estas son alimentadas por sus respectivas narrativas personales.

Cuando usted trabaja en mejorar su autoconfianza empezando por su autoestima, es necesario que cambie su manera de pensar en las cosas para que este proceso funcione.

Lo más curioso sobre las percepciones que las personas tienen sobre su realidad es que, en la mayoría de los casos, estas no son más que un producto de sus hábitos mentales.

. . .

Si usted es un individuo que suele interpretar las cosas de la peor forma posible, le será muy fácil llegar a la conclusión de que esta es la única manera en que los demás interpretarán su presencia y las señales que transmite con la misma; creerá que todo lo que le espera son juicios desfavorecedores. Después de todo, gracias a que automáticamente asume que las cosas funcionan de cierta manera cuando obtiene reacciones particulares o estímulos específicos, entonces termina considerando que esa es su realidad. Lo más probable es que piense de esa forma porque es un hábito que ha mantenido inconscientemente. Sus patrones mentales están configurados de una manera tal que le hacen llegar a las mismas deducciones.

¿Y si usted fuera capaz de cambiar sus hábitos mentales?

¿Qué sucedería si logra modificar sus patrones?

¿Eso significa que llegará a realizar los mismos juicios? Por el contrario: lo más probable es que, una vez que estas dos cosas sucedan, usted termine con una visión totalmente diferente sobre el valor que tiene como persona y la manera en que se estima a usted mismo.

Ahora, el factor esencial que debe tomar en cuenta de todo esto es que usted elige sus hábitos mentales. Usted puede llegar a pensar que son innatos, pero eso no puede estar más lejos de la realidad. La manera en que usted interpreta el mundo surgió de alguna parte; es algo que aprendió mientras crecía o que alguien más le inculcó. La mayoría de las personas adquieren estos hábitos de sus padres y su familia; también, toman ciertos aspectos de las personas con las que conviven de forma consistente. El pensamiento de grupo existe. Si usted cambia su círculo de amistades, se sorprenderá de la manera en que sus hábitos mentales y actitudes cambiarán también.

Por lo tanto, necesita empezar a cuestionar sus hábitos mentales; al fin y al cabo, son algo que usted elige. No nace con ellos, ni se le imponen al crecer de tal manera que no tiene más opción que seguirlos. Usted siempre tiene el poder de cambiar. Nunca es tarde para tomar consciencia de aquello que le hace daño y defenderse.

• • •

Una vez que haya atravesado el proceso de cambiar la percepción que sostiene de sí mismo o misma, cambiar o modificar su narrativa personal e identificar, alterar y reemplazar sus patrones mentales, el siguiente paso es proyectar esto hacia el mundo. En otras palabras, irá de lo interno hacia lo externo. Se trasladará de las emociones a las intenciones para, finalmente, aterrizar en las acciones. Como se ha mencionado anteriormente, al mundo no le importa lo que usted sienta; no se fijará ni preocupará por los conflictos emocionales por los que usted esté pasando a menos que tengan un efecto en él. Lo único que realmente le importa son las acciones que usted haga.

Usted puede pensar en todo tipo de cosas; sean bizarras, trágicas o preocupantes. Sin embargo, a menos que usted las realice o, al menos, las diga en voz alta, a las demás personas no podría serle menos indiferente. Por lo tanto, para que el mejoramiento de su autoestima y su autoconfianza suceda, necesita proyectarlas, Realice actos que reflejen lo que está pasando en su interior. Usted necesita que este proceso tenga un impacto significativo sobre la manera en que se comporta.

. . .

La buena noticia es que no tiene que ser algo sumamente dramático. No tiene que llegar al nivel de las películas de Hollywood donde alguien que es conocido o conocida por ser una persona insegura de pronto atraviesa una metamorfosis y resurge como alguien con una seguridad y firmeza inquebrantables, con varios intereses amorosos a sus pies, promociones de trabajo en su puerta y vista como el dueño o la dueña de su destino.

Al contrario: cualquier cambio, por mínimo que sea, puede ser otorgado con un gran significado.

Además, esto no debe suceder de la noche a la mañana. Sus patrones mentales son considerados como tal porque se formaron a base de hábitos; como probablemente sabrá, estos son difíciles de cambiar. Los humanos somos seres de confort. Una vez que nos acomodamos en cierto estilo de vida, es muy difícil que consideremos probar otro más porque, al final, le tememos al cambio. Aun así, si usted está enfocado o enfocada en cambiar sus hábitos mentales porque logró cambiar su autopercepción, así como su narrativa interna, el progreso se convertirá en una posibilidad alcanzable. Sin embargo, no será fácil, ni rápido.

. . .

La mejor noticia es que, cuando empieza a trabajar de esta manera, está empezando con algo verdadero y sustancial.

Los tres factores principales que arreglará primero constituyen las partes fundamentales de su personalidad; una vez que los modifique y logre reflejar esto en sus acciones, el mundo le corresponderá acorde. Así, cuando note estas señales externas y ajenas a usted, podrá afirmar que el cambio se ha vuelto real.

De otra manera, desde el punto de vista de la sociedad a su alrededor, todo será interno, es decir, involucrará únicamente a sus sentimientos, algo que los demás no encuentran importante en absoluto. Para que su esfuerzo valga la pena, es necesario cambiar el comportamiento. De esta manera, podrá dejar de resentir su vida, resentirse a sí mismo o misma, aumentar su autoconfianza y crear un impacto real en su mundo.

5

Empiece por conocerse

PARA COMENZAR A CAMBIAR quien es desde adentro, de tal manera que le lleve a fortalecer su autoconfianza, debe antes autoevaluarse. ¿Quién es usted? Puede pensar que ya lo sabe. Tal vez crea que es la misma persona que era hace diez años, pero no es así. Piénselo de nuevo, y haga un análisis verdadero, profundo. Por desgracia, la mayoría de las personas que sufren de baja autoestima suelen tener una visión hiperbólica de las cosas. Piensan que sus defectos son peores de lo que son en realidad: que son más frágiles e insignificantes que cualquier otro u otra.

Pero usted debe tomarse esto en serio. No puede conformarse con el rechazo propio, ni engañarse a sí mismo o misma. Estas son trampas a las que muchas personas caen sin darse cuenta. Una idea falsa y común es que usted no tiene poder sobre el mundo en el que vive. Sin importar lo que haga o intente siquiera, nada podrá cambiar realmente.

Sin embargo, la realidad es que la cantidad de poder que usted se otorga sobre lo que decide creer de su persona es equitativo al nivel de poder que usted tiene. ¿Se imagina lo que pasaría si eligiera hacer las cosas de otra manera? ¿O si eligiera dejar de verse como un antagonista de su propia vida? Por esto, es importante que se aparte de cualquier tipo de engaño o exageración que esté haciendo sobre la persona que usted es.

Más aún, tiene que dejar de culpar a otras personas. No le adjudique la responsabilidad de su realidad a las personas que le hayan lastimado en el pasado o le hayan ocasionado algún tipo de trauma. Esto no implica negar el daño que le hicieron, pero debe reconocer que, al final del día, son sus propias decisiones las que han construido su aquí y ahora, y está dejando que estas malas experiencias corrompan su presente. Lo que importa es el hoy. Deje el pasado en su lugar, donde pertenece. A menos que tenga acceso a algún tipo de máquina del tiempo, ya no hay mucho que usted pueda hacer sobre lo que le sucedió. La peor cosa que se podría permitir hacer en cuanto a la cantidad de poder que se otorga es dejar que el pasado afecte de manera constante a su futuro. ¿Cree que será empoderante recordar la vergüenza y humillación que sintió cuando las personas se burlaron de usted? No, nunca lo será.

En su lugar, esto solo le ayudará para sabotear cualquier indicio de autoconfianza que haya logrado sacar a relucir.

Es como arrancarse una costra. A pesar de que la herida ya sanó, cuando hace esto, no hace más que causar otra. Si esta sana y repite lo mismo, se adentrará en un ciclo de daño que solo usted se estará infligiendo. Tiene que dejar ir al pasado y de la creencia de que todos los malos eventos son la causa de la persona en que se ha convertido. Evite esta tendencia a culpar a los demás. Nadie es inmune a ello; en algún punto de nuestras vidas, hemos acusado a otros de una u otra manera porque se siente bien y nos aligera la carga.

. . .

Sin embargo, el problema comienza cuando no hacemos más que responsabilizar a otros de nuestros errores, pues esto dificulta tomar las riendas de nuestras vidas y guiarnos a un mejor camino. Si se detiene a pensarlo, mientras más le atribuye la culpa a alguien más, mayor cantidad de poder le concede. ¿Por qué? En el fondo, usted se está programando para pensar que, si la persona es la culpable de lo que sucedió, entonces ella es la causa.

Pensándolo de manera lógica, si hay una causa, entonces esta será también la solución del problema. Es decir, usted cree que dicha persona de su pasado es la única que puede arreglar el daño que ocasionó. Sin embargo, esto es totalmente imposible; usted no puede controlar las acciones ajenas. Incluso, lo más probable es que esa persona ya haya seguido adelante con su vida, alcanzado un lugar donde se sienta feliz y no haya pensado en usted en mucho tiempo; o, tal vez, ya le olvidó por completo.

. . .

No obstante, usted sigue resentido o resentida y ahogándose en su miseria, pero lo único que está logrando es recordarse a sí mismo o misma que no es capaz de ver ninguna otra salida de sus problemas.

Lo que debe hacer es bastante simple: deje de culpar. De esta manera, la habilidad de arreglar sus circunstancias le será concedida nuevamente. Usted siempre tiene varias opciones sobre cómo responder a ciertas memorias, situaciones presentes y preocupaciones sobre el futuro. Es la maestría de escoger la apropiada lo que le dará o quitará el poder que merece. Culpar nunca es una estrategia ganadora porque le está cediendo el mando a las personas, situaciones y circunstancias sobre las que usted no tiene ningún tipo de control.

De manera similar, las justificaciones tampoco funcionarán.

Cuando intenta buscar una razón por la cual tiene tan baja autoestima, no se está realizando ningún favor que le vaya a ofrecer algún beneficio. Lo único que está haciendo es darse el permiso de continuar exactamente igual; se está permitiendo seguir adelante sin resolver sus problemas. Las justificaciones son renuncias. Son meras excusas que usted se inventó para no intentar y para seguir siendo una persona cobarde.

Estar dispuesto o dispuesta a atravesar cualquier tipo de cambio requiere valentía. Se necesita coraje para responsabilizarse de ciertos hechos que sucedieron en su vida. Usted tendrá que interrogarse y llegar a ciertas realizaciones antes de que pueda responder con total seguridad a la pregunta ¿Quién es usted? De otra manera, terminará confundiéndose. Sus ideas se nublarán al ser interferidas por la culpa, las excusas, las justificaciones y la negación; así, le será difícil diferenciar lo real de lo que no es más que una ilusión.

Usted tiene que cuestionar cuál es su identidad en el aquí y ahora. Es muy importante que precise exactamente quién es en realidad. No piense en quién le gustaría ser en el futuro, o quién era en el pasado; enfóquese en la persona que es en su presente.

. . .

Esto será muy complicado porque dicha pregunta conlleva inevitablemente a otra. La gran mayoría de las personas piensan que son alguien más; por lo mismo, usted también tendrá que considerar quién piensa que es usted. Puede que esto le parezca una charla filosófica sin fin ni punto; tal vez crea que es algún tipo de psicoanálisis teorético, pero debe tomárselo en serio porque la respuesta es más simple de lo que cree.

Puede diferenciar quién piensa que es usted rápidamente, es decir, separar a la imagen interior e idealizada de su persona de quien es en realidad.

Esto se realiza a través de la observación del comportamiento; esta es la verdadera prueba. Cuando es consciente de sus acciones, es capaz de compararlas con la imagen mental que tiene de usted mismo.

Muchas personas que sufren de baja autoestima piensan que son una víctima. Piensan que se encuentran al fondo de cualquier tipo de jerarquía, o que son las que el resto de la sociedad elige para molestar y burlarse. Ahora, una vez que comparan eso con su comportamiento real, descubren que su vida no es tan mala como piensan.

. . .

De manera similar, usted podrá pensar que lo está haciendo bien: que se mantiene estable y a flote, que se encuentra a la mitad de una racha favorable, por decirlo de cierta manera, en términos de autoconfianza. Sin embargo, una vez que ponga estos pensamientos a lado de su verdadera conducta, puede que se percate de que, en realidad, sus niveles de seguridad están muy bajos o no existen en absoluto. ¿Cómo funciona esto? Una vez más, todo se resume en una realidad objetiva. Todas las personas tienen derecho de pensar lo que les gusta de su propio presente.

No obstante, lo que en verdad importa es cómo actúan, pues las acciones y las actitudes dan forma a una realidad material. Esta última es a lo que el mundo le concede su atención. Dicho tipo de señales externas son las que son capaces de cambiar sus alrededores inmediatos.

Es importante que siempre regrese al estándar objetivo del comportamiento. Así, cuando pueda observar las cosas que usted realiza, podrá responder a las siguientes preguntas: ¿Cuáles son sus limitaciones? ¿Qué es lo que le mantiene a la espera?

Las personas con baja autoconfianza sienten que están atrapadas bajo ciertas limitaciones que no les permiten avanzar, que hay fronteras claramente definidas que no pueden cruzar; en suma, que hay cosas que, por mucho que lo intenten y por mucho que lo deseen, nunca lograrán hacer, porque no pueden hacerlo. Claro está, no son más que limitaciones mentales.

Además, es importante prestar atención a la tendencia de esperar. Muchas personas atraviesan sus vidas esperando que las cosas se lleven a cabo por su cuenta. Aguardan a que surja alguna señal cósmica del universo que las anime a tomar acción; solo entonces harán lo que sea necesario por el tiempo que requieran para alcanzar sus metas. Pero, hasta que eso suceda, están más que conformes con esperar, sin realizar ningún esfuerzo verdadero.

A menos que tenga una autoestima sana, usted no podrá ver lo que está mal en estos escenarios y, peor aún, considerará que esperar es una buena opción. No se moverá de su lugar hasta que llegue "el momento indicado". Quiere que las "personas indicadas" aparezcan mágicamente en su vida. Necesita que el universo le mande las señales precisas para que se sienta capaz de tomar decisiones difíciles que lograrán darle un giro significante a su vida. En otras palabras, está esperando a que todas estas cosas sucedan para, al fin, poder actuar con confianza.

La mala noticia es que, si no hace más que aguardar por otras personas, circunstancias y situaciones, no hace más que mantener expectativas por cosas que están fuera de su control. Lo más probable es que espere por el resto de su vida. Es necesario que deje de contenerse para que el mundo se acostumbre a su ritmo y le invite a unirse; ya tiene suficientes problemas. Mientras usted se mantenga en su lugar, él no hará más que seguir girando sobre su propio eje, siguiendo su propio tiempo. En suma, seguirá viviendo su vida.

Usted debe tomar acción ahora mismo. Requiere iniciativa. No puede engañarse y hacerse creer que está esperando alguna señal de que la autoconfianza que tanto necesita vendrá a buscarle pronto.

. . .

La primera parte de este capítulo abordó los pasos proactivos que usted puede tomar para determinar su identidad. Si es demasiado difícil o si no se alinea lo suficiente con sus preferencias, en su lugar puede probar un acercamiento comparativo. Contraste su persona con las demás para descubrir quién es usted al identificar lo que no es.

De la misma manera que se puede descubrir que algo es cuadrado al ponerlo a lado de un círculo o un triángulo, examine su personalidad al compararla con las de otras personas que conozca. Mientras más diferente sea de ellas, podrá verse a sí mismo o misma con mayor calidad. Una vez más, debe prestar atención a los comportamientos; estos nunca mienten. Cuando se enfoca en sus intenciones y otros factores externos, es muy fácil confundirse y engañarse.

Compárese a lado de las personas que usted conoce que son positivas, seguras de sí mismas y a las que les va bien en la vida. ¿Qué tiene usted en su lugar? Ahora, sea amable consigo mismo o misma y entienda que su autoestima altera su visión de las cosas, haciéndolas parecer peor de lo que en realidad son. Por ejemplo, una persona que sea ligeramente más atractiva que usted, le parecerá un ser divino al compararse gracias a lo que le dice su poca autoestima. De cualquier manera, estas diferencias son instructivas. Solo tiene que tomar en cuenta el hecho de que estará viendo las cosas como no son en realidad debido a su percepción interna.

Una vez que haya superado esto, el siguiente paso es compararse con las personas a las que no se quiere parecer en absoluto. Este método de comparación de identidades trae a la luz ejemplos admonitorios.

En otras palabras, cuando compara su vida a la de alguien que conoce y con quien no quiere tener nada en común, tomará esta vida ajena como una advertencia; los eventos se presentarán como una serie de decisiones que usted no querrá tomar porque puede ver hacia dónde le llevarían.

¿Por qué esto es importante? ¿Por qué los ejemplos admonitorios son tan valiosos? Cuando estos se despliegan ante usted en forma de las historias de vida y experiencias ajenas, es capaz de obtener un claro entendimiento de cuáles son sus valores y qué tipo de carácter le gustaría tener. Nuevamente, en esta cuestión no hay una respuesta correcta o incorrecta. En su lugar, usted utiliza los ejemplos como una luz guía que le ayudará a descubrir información clave de sí mismo o misma.

Por ejemplo, si la vida de alguien más le presenta una demostración de malas inversiones y otras decisiones financieras erróneas, esto le dirá que a usted le importa mucho el dinero. También, podrá entender que usted aprecia el poder tomar las mejores elecciones para hacer que ciertas cosas sucedan en el futuro. Utilice estas advertencias para obtener una vida amplia y sólida de su propio carácter y su sistema de valores.

El siguiente paso en esta misión de identificar claramente quién es usted involucra sus aspiraciones.

Necesita preguntarse qué tipo de vida estaría realizando si tuviera toda la confianza y seguridad en el mundo; esto es vital para que aparte de la vista de las limitaciones que cree tener frente a usted y, en su lugar, se enfoque en lo que puede usar para trabajar en un ambiente ideal. Las cosas que descubra de esta manera podrían sorprenderle. En realidad, esta parte es fácil de realizar: solo requiere tomar quién es usted ahora mismo o lo que sea que sepa de su identidad por el momento y, a eso, agregarle el mayor nivel de autoconfianza que pueda imaginar.

Solo asuma que mañana se despertará como la persona más confiada en el mundo entero. Ahora, cuestiónese, ¿qué sería diferente? ¿Cómo se sentiría? ¿Cómo actuaría? ¿Qué tipo de impacto tendría sobre las personas a su alrededor?

Para aclarar las cosas y hacer este capítulo lo más práctico posible, usted tendrá que responder las siguientes preguntas.

Tome un pedazo de papel y escriba en él "Yo soy ___". En la línea, escriba los adjetivos que crea que le describen; estos pueden ser tan positivos como negativos. Ninguna persona es todo un ángel o todo un demonio. Simplemente escriba todo lo que cree saber de sí mismo o misma. Recuerde, son solo adjetivos. A continuación, escribirá y completará la siguiente oración: "Gracias a que soy así, yo ____". Llene el espacio con acciones que suele realizar.

Por ejemplo, "Gracias a que soy una persona tímida, yo no disfruto de hablar frente a un grupo de personas. No me gusta conocer a nuevas personas porque me agobia la idea de aprender sus nombres y tener que saludarles cuando me las cruce. No puedo iniciar contacto con las personas con las que no me he familiarizado porque siento que, si nos encontramos en un lugar nuevo, temo que debo acercarme y sonreírles", entre otras cosas similares.

Lo que importa aquí es que vaya de la descripción resumida, que puede ser contenida en un mero adjetivo, y la una con una larga lista de comportamientos reales. Permítase el tiempo necesario para terminar de escribir todo lo que sienta. Lo que se busca lograr con este ejercicio es ir más allá de aquella palabra que sintetiza su personalidad y desarrollar a esta última en las situaciones específicas en donde crea que se percibe este rasgo.

. . .

Una vez que haya terminado con el paso anterior, el próximo es rellenar las siguientes declaraciones cuyo propósito es diagnosticarle. Le ayudarán a identificar las situaciones o personas que desencadenan ciertas actitudes que cree que emanan de partes específicas de su personalidad.

Las declaraciones son de esta forma: "Gracias a que soy de esta manera, tiendo a actuar así cuando me encuentro bajo estas condiciones".

Es necesario que se enfoque en la acción y lo que sucede antes y después para que pueda enlistar las condiciones que le llevan a realizarla en primer lugar.

Así, el próximo paso a realizar es identificar las causas de sus actitudes. Tenga presente que una sola puede tener muchas de las primeras. Todo le ayudará a autoevaluarse. Lo que está intentando hacer es unir las piezas de diferentes aspectos de su comportamiento junto con sus detonantes emocionales y mentales para que, así, pueda entenderse mejor a sí mismo o misma. Usted necesita recordar que, cuando siente pena en ciertas situaciones, no es una conclusión preconcebida el hecho de que deba sentir timidez. Tal vez solo sea como usted percibe la situación, o que considera que ciertas señales son en realidad detonantes. ¿Qué sucedería si cambiara su percepción de dichas señales? ¿Qué cambiaría si no significaran una amenaza y, en su lugar, las viera como algo positivo?

El paso final es vincular su autoconcepción, sus detonantes y sus actitudes con los planes que usted tiene para el futuro.

Podrá realizar esto al llenar la siguiente oración: "Gracias a que soy de esta manera, estos son mis planes para el futuro".

Sea honesto u honesta con usted mismo o misma antes de rellenar los espacios.

Nadie más que usted leerá las respuestas. Usted necesita sincerarse para que pueda tener una lectura objetiva y holística sobre los diferentes aspectos de su personalidad. Es crucial que trabaje y reconstruya su autoestima para que pueda actuar con mucha más autoconfianza.

Como se ha mencionado previamente, la narrativa personal es aquella historia que los individuos utilizan para encontrarle sentido al mundo a su alrededor. Todo lo que se percibe con los cinco sentidos se filtra por la mente para crear ciertos juicios; estos no surgen de la nada. No pueden ser considerados como automáticos porque son estrictamente un producto de las personas y sus creencias. Las personas insertan las cosas que perciben dentro de la narrativa que llevan dentro de sí, lo que las lleva a interpretar estas historias de tal manera que pueden elegir con cuáles quedarse y con cuáles no. Todas las nuevas experiencias pasan por este filtro interno. Incluso, los individuos son capaces de percibir estos estímulos únicamente a través de los juicios que se forman dentro de sus respectivas narraciones.

Ahora, tiene que indagar: ya que su narrativa personal es tan poderosa, ¿le está ayudando o le está haciendo daño? La mejor manera de responder a esto es ponderar en los casos donde ocurre esto último. En un pedazo de papel, enliste cinco experiencias recientes donde haya sentido cualquier nivel de rechazo, dolor, humillación, vergüenza o frustración gracias a las acciones de alguien más.

Escriba lo que sucedió en términos de quién, qué, cuándo, dónde y cómo. Busque los detalles factuales; no juzgue los eventos. No diga algo como "Esta persona se me atravesó porque es maleducada" o "Esta persona se puso delante de mí porque seguro pensó que yo era débil". Solo describa la escena de alguien en un carro insertándose frente a usted. Con eso tiene más que suficiente.

Posteriormente, observe cómo interpreta dicha situación.

¿Cuál es su primer juicio? ¿Cómo suele leer esta serie de hechos? Luego, hágase la pregunta, ¿hay una explicación alternativa? Si lo piensa con total honestidad, la respuesta más obvia es sí; por lo mismo, escriba esta también. Una vez que tenga una lista clara y detallada de las demás lecturas con las que podría interpretar la situación, las filtrará y ordenará en términos de empoderamiento. ¿Cuál de todas las opciones le haría sentir más poder?

Por ejemplo, continúe con el caso de alguien interponiéndose en su camino. Usted podría interpretar que la persona tiene algo en su contra, que tenía toda la intención de molestarle y arruinar su día; podría pensar que, al verle, concluyó que usted era una persona débil y fácil de dominar, por lo que cumplir con su cometido no conllevaría ningún gran esfuerzo. Ahora, considere las demás opciones de lectura y pregunte: ¿existe una conclusión diferente?

Una de las más obvias es que la persona tenía prisa. Tal vez él o ella recibió una llamada de que algún familiar suyo había fallecido o sufrió algún accidente. Si ese fuera el caso, tal vez usted pensaría de manera diferente. Si estuviera seguro o segura de que las cosas sucedieron así, el escenario le haría sentir de otra manera; en vez de insultarse o frustrarse por sus acciones, tal vez le alegrarían o le llenarían de alivio, porque sabría que necesitaba llegar a donde fuera que le hayan solicitado. Incluso, podría empatizar con esa persona porque, si estuviera pasando por algo similar, usted querría que las personas se apartaran de su camino.

Busque una narrativa alterna; el secreto está en que siempre hay al menos una. Encuentre tantas como pueda y escoja aquellas que le hagan sentir mayor poder. ¿Cuáles le concederían un mayor nivel de confianza? ¿Cuáles le otorgarían un mayor sentido de valía propia?

El siguiente paso para trabajar su narrativa personal para realizar importantes cambios internos es trazar los orígenes de la propia. Un adelanto: no existe tal cosa como una narración original. Las personas siempre absorben y adoptan narrativas de algún otro lugar.

Las fuentes principales de estas historias son los padres, por supuesto. Ellos tienen un rol sumamente importante en los años formativos de los individuos. Sus hijos e hijas aspiran a ser como ellos.

Son los primeros medios a través de los cuales se consiguen respuestas de cualquier pregunta, y su trabajo motiva a los infantes a indagar más. Debido a que ellos son el punto de inicio, muchas personas no se mueven de ahí. Sienten que, debido a que "nacieron" con lo que tienen, hacer un cambio no vale la pena.

Algunas personas cuestionan seriamente las narrativas que sus padres le inculcaron, de tal manera que son capaces de idear una propia que se ajuste mejor a su realidad. Usted tiene que llegar a este punto. Necesita ser capaz de entender que no porque se haya aferrado a ciertas ideas por tanto tiempo signifique que esa persistencia le es productiva. Si usted lleva toda su vida usando cadenas que le impiden salir de su casa, no importa si ha sido por más de dos o tres décadas; lo que importa es que le dificultan realizar lo que necesita hacer. Perder esas cadenas no sería un gran conflicto, al contrario; podría ser algo positivo.

Utilice esa misma manera de pensar en cuanto a sus narrativas. El hecho de que se hayan mantenido dentro de usted no significa necesariamente que le definen. Usted no es su historia. Eso es algo que ha aprendido mientras crece.

. . .

Su identidad es aquello que elige ser. En otras palabras, esta última se apega a su capacidad de escoger y el poder que tiene sobre su destino.

¿Cuál es el límite? Reclame su propia narrativa, no las que "heredó". Si se detiene a pensarlo, muchas de las mentalidades que se pasan de generación en generación son simples productos de inercia mental y emocional. Es decir, son muestra de la pereza interna. Las personas no cuestionan las actitudes y patrones que siempre asumieron que eran hechos verdaderos sobre sí mismas. Esto es una verdadera desgracia ya que, si fueran mucho más proactivas, no sufrirían de los efectos negativos de estas hirientes narrativas sobre su autoestima; en consecuencia, tendrían niveles mucho más altos de autoconfianza.

Hasta ahora, va todo muy bien. El problema recae en que lo más probable es que no esté totalmente consciente de quién es usted. Tal vez tenga potencial escondido y, a menos que atraviese estas pruebas y vaya más allá, si puede despertarlo se quedará como una incertidumbre. Usted tiene que elegir conocerse a sí mismo o misma en el aquí y ahora.

. . .

Preste atención a las cosas que hace. No note únicamente las cosas que le gustaría creer sobre usted. No se refugie en las historias reconfortantes que usted cuenta sobre el tipo de persona que es. Existen demasiados mecanismos para lidiar con las dificultades de la vida a las que las personas se aferran porque creen que dejarlos ir les ocasionaría demasiado daño.

Sin embargo, si actualmente está sufriendo de los efectos negativos de una autoestima baja o nula, no tiene otra opción. Necesita despertar y enfrentar la realidad de que, por muy doloroso que sea deshacerse de lo que tiene, la posibilidad de ganar poder personal y una mayor habilidad de cambiar su propio carácter en su lugar vale mucho más que las posibles pérdidas.

6

Encuentre sus pasiones, revele sus miedos

Si usted quiere trabajar en su autoconfianza desde lo más profundo, debe empezar por arreglar su autoestima primero. Recuerde que, al fin y al cabo, la primera es la práctica exterior o la proyección de la última, ligada también a su valía personal Ahora, para poder trabajar en ellas, primero debe descubrir qué le apasiona. Piense en las tres mayores cosas que le causan emoción. Analice cuáles serían sus tres intereses favoritos que ejercería incluso si no le pagaran por hacerlo. Considere también lo que hace actualmente; no se detenga en lo que debería estar haciendo o a lo que debería aspirar.

. . .

Concéntrese en su presente, en las cosas que hace y le emocionan aquí y ahora; piense en los intereses en los que se desenvuelve con naturalidad. Estas serán aquellas cosas en las que usted invierte tiempo y atención, incluso cuando no recibe ningún tipo de compensación económica por ello, no tiene garantizado que se ganará el respeto de alguien más o no obtiene alguna clase de apreciación y reconocimiento; eso no importa. Lo único en lo que debe fijarse es que sienta verdadera pasión al realizarlos. Encuentre las tres cosas más grandes que le apasionen.

Ahora, el siguiente paso es encontrar el potencial escondido en dichas pasiones. Descomponga y analice de cerca sus intereses. ¿Involucran alguna clase de planeación, ejecución, resolución de problemas, personalización o improvisación?

Averigüe qué clase de características individuales se requieren para que usted pueda dedicarse a ellas.

Por ejemplo, si a usted le gusta correr, puede que esté consciente de que cuando las personas se adentran a este deporte, no es un proceso fácil. Al principio, sufren de muchos calambres musculares o se cansan demasiado rápido. En la gran mayoría de las ocasiones, llegan a sentir tanta frustración por esto que consideran renunciar por completo. Sin embargo, hay algo en la actividad que a usted le motivó a continuar; algo que le interesó lo suficiente como para volver a hacerla una y otra vez hasta que fue capaz de cubrir distancias cada vez más largas. Con el tiempo, cualquier obstáculo con el que se haya cruzado se convirtió en una memoria distante porque se descubrió capaz de recuperarse y dispuesto o dispuesta a volverlo a intentar.

Esto puede ser aplicado a todos los intereses, sean del rubro artístico, intelectual o social.

Sea cual sea su caso, examine los propios y busque las fortalezas internas que usted demuestra dentro de ellos en términos de planear, ejecutar, resolver los problemas, personalizar, improvisar y mantenerse resiliente.

Más allá de ello, estime lo que puede amar de sí mismo o misma. Cuando indague por los potenciales escondidos dentro de su pasión, estos tienden a decir mucho sobre lo que usted es capaz. Puede que usted tenga una visión desfavorable de su persona, pero si, por ejemplo, le llegara a interesar la construcción de modelos a escala, sabría que este tipo de pasatiempo requiere un gran nivel de paciencia que no todas las personas tienen. Definitivamente se necesita una visión capaz de prestar atención a cada detalle y, en muchos de los casos, tiene que ser capaz de sacudirse los errores que cometió y volverlo a intentar. Al fin y al cabo, mientras más lo haga, su habilidad será cada vez más refinada.

Así, los intereses le podrían revelar mucho sobre su potencial y características de las que incluso usted no se percata.

Puede que no considere su resiliencia o perseverancia como algo que deba celebrarse, pero considere que hay muchas personas allá afuera que simplemente no las tienen y, muchas veces, no les interesa desarrollarlas, lo que les trae problemas. Si usted tiene ciertos pasatiempos o intereses que le permitan desarrollar su nivel de resistencia, siéntase orgulloso u orgullosa de ello. Es algo que en definitiva debe enfocarse y reconocer.

Recuerde: muchas personas no tienen la habilidad de sobreponerse a las adversidades o están dispuestas a lidiar con la incertidumbre de un proyecto incompleto cuyo éxito es incierto. Entre sus pasiones, encontrará caracteres con los que pueda conciliarse.

Por ejemplo, si a usted le gusta cantar, esto significa que adora la habilidad de poder expresarse y demostrar su alma al mundo entero. Se siente bien cuando deja todo salir y revela su interior. Permítase tomarles cariño a estos hechos.

La cuestión principal es simple; sus pasiones le llenan de bienestar y eso está perfecto. No tiene que avergonzarse de ello. No le debe explicaciones a nadie, ni necesita inventar excusas sobre por qué le gusta tanto practicarlas. Tienen un lugar de origen y están orientadas hacia un final, impulsadas por una motivación que solo usted debe conocer. Sin embargo, más allá de conocerlas, indague: ¿qué significan estas motivaciones y características? ¿Qué dice su pasión sobre su personalidad y sus valores?

. . .

A este punto, debe tener ciertas ideas claras en su cabeza.

Necesita ser capaz de unir los puntos en términos de lo que le apasiona, sus intereses, su naturaleza y su voluntad.

Entonces, el siguiente paso es formalizar dicha conexión. No tiene que ser a través de un medio exacto o un nivel científico; no necesita alcanzar ningún riguroso estándar de psicología clínica. La meta aquí es que se percate de la manera en que sus pasatiempos reflejan parte de quien es.

Para ello, debe completar las siguientes oraciones. Escríbalas en un papel: "A mí me gusta (escriba su pasión aquí) porque demuestra que (característica)". Usted repetirá esa frase tres veces, rellenándola con sus respectivas tres pasiones principales que examinó anteriormente. La meta de este ejercicio es clara: cuando vuelva a leer lo que escribió, podrá ver que en realidad transmiten un mensaje similar a "Me celebro a mí mismo o misma cuando practico lo que me apasiona".

Al hacer esto último, usted se sumerge en su propio mundo. Hace algo solo para sí y eso está bien; conmemora su existencia y lleva a cabo varias actitudes que son importantes de desarrollar, pues le podrían ser de mucha ayuda en diversas áreas de su vida. Incluso, le podrían revelar cierto potencial escondido del que usted no se haya permitido percatarse.

Al otro lado de la balanza, también necesita analizar las cosas que usualmente evita hacer.

Por ejemplo, no hablar en público. ¿Qué de esta actividad es lo que le desanima? Existen muchas personas inteligentes con voces agradables y personalidades llamativas que en definitiva pueden expresarse ante un gran conglomerado de gente, pero que siguen sintiendo pánico cuando llega el momento de hacerlo realidad.

No es porque no tengan lo necesario para proyectar sus voces o encontrar las palabras indicadas, ni que sean incapaces de hacerlo a menos que las condiciones sean las óptimas. Simplemente no quieren hacerlo. Así, usted tiene que enfocarse en las razones por las cuales no quiere realizar ciertas cosas. Empiece por las que desea evitar una y otra vez e intente separarla en sus componentes más básicos para descubrir dónde yace aquello que le desmotiva.

De manera similar al ejercicio anterior, hacer esto le revelará ciertos rasgos de su persona. Estos son los que se detonan por la actividad en cuestión. Por lo mismo, pregúntese: ¿Qué clase de potencial que ya tengo se esconde aquí, pero seré capaz de expresar solo cuando supere mi miedo?"

Por ejemplo, regresando al escenario de hablar frente a un público, si usted tiene la buena fortuna de portar una voz llamativa y una presencia en el escenario entretenida, pero, al mismo tiempo, tiene un miedo paralizante de presentarse ante una audiencia, se encontraría ante una desgracia.

¿Por qué? Tiene todo lo necesario; a pesar de lo anterior, existe un obstáculo: mentalmente, no se está permitiendo encontrar el coraje necesario para utilizar sus habilidades. El potencial escondido que esto resguarda es más que obvio.

Con las herramientas necesarias a su disposición, puede hacer que esto funcione si no contara con aquel único problema.

Es preciso que dirija su atención a estas problemáticas para que tenga una idea más clara de la totalidad de sus potenciales características. Tal vez tenga una afinada aptitud para construir grandes cosas, o para ser paciente y amable con las demás personas, o para instruir a otros para que puedan convertirse en líderes exitosos. Sea cual sea su situación, será un gran beneficio para usted el enfocarse en este potencial latente; tal vez usted no esté consciente de él o no se permita estarlo en primer lugar. Es requerido utilizar esta técnica proactiva descrita anteriormente junto con la técnica reactiva, que es el análisis de las actividades a las que ama tanto como a las que le teme.

Ahora que tiene una idea concisa sobre cuáles son sus características potenciales latentes, permítase unos momentos para detenerse y sentirse bien sobre ellas. De esta manera, usted podrá ver, en términos claros y directos, que es una persona que tiene valor y que aquella voz en su interior que le dice lo contrario está equivocada.

Usted tiene el potencial de ser alguien increíble; los materiales necesarios están ahí, solo debajo de la superficie. En la mayoría de los casos, los individuos no quieren ser conscientes de ello, pero es su realidad.

Concédase poder llegar a la conclusión de que no es completamente inútil, que no hay nada malo con usted y que no le hace falta nada. Olvide, aunque sea por un segundo, aquella pelea interna que mantiene consigo mismo o misma que le impide ver todo lo que podría llegar a ser si se lo permite. De paso a una reconciliación, de tal manera que pueda ver la calma de su realidad y definir su siguiente movimiento.

Tome en cuenta que convertir su potencial en algo verdadero y activo requiere mucho esfuerzo. Necesitará prestar atención a los más mínimos detalles, ser perseverante y consistente. De cualquier manera, el poder reconocer que tiene ante usted estas libertades que tomar es una victoria inmensa en su viaje. No se contenga con falsa modestia; no se permite sabotear este sentimiento positivo diciéndose algo como "Bueno, todo el mundo tiene potencial" o "Solo soy uno/una en un millón porque todo el mundo pasa por esto en algún punto de sus vidas" o "Todos mis intentos pueden fracasar, entonces mejor no me emociono". Olvídese de ello.

Solo concéntrese en el presente y en el hecho de que tiene este potencial y la decisión de desarrollarlo para alcanzar su máximo potencial está en sus manos, no en las de alguien más. Usted tiene lo necesario; tiene los materiales, solo hace falta darles el uso apropiado.

En otras palabras, lo que tiene que hacer es actuar de acuerdo con lo que ya tiene. Esto no implica el intentar activamente conseguir algo que no posee por el momento, sino trabajar con lo que está. Necesitará hacer paz con esta idea, procesarla a consciencia y entenderla para que se sienta bien con su decisión. Celébrela y permítase sentir felicidad y satisfacción. Recuerde: es parte de lo que usted es y lo que tiene para ofrecerle al universo y al mundo a su alrededor.

. . .

Una vez que esté de acuerdo, el siguiente paso es visualizar los materiales e idear un plan para utilizarlos a su máximo potencial.

Desarrolle su personalidad a través del desarrollo de sus pasiones. Si a usted le gusta algo lo suficiente como para amarlo, entonces desenvuélvase en esa actividad en todo sentido. Mientras más realice estas actividades que le llenen y le causen felicidad, dedicará más tiempo a su propósito personal. De esta manera, su autoestima atravesará el desarrollo correspondiente.

Esto funciona de la manera anteriormente ilustrada porque, mientras más tiempo invierta en sus pasatiempos, la habilidad para hacerlos también se afinará; en otras palabras, usted se volverá más competente. Así, dejarán de ser mero potencial; ya no será un grupo de características que, en teoría, sería bueno que pudiera desarrollar. Cuando las ejerce, aprende de sus errores y las perfecciona, empezarán a afectar su realidad, de tal manera que podrá ver su impacto.

. . .

Por ejemplo, si a usted le gusta cantar en la ducha, puede que quiera dedicarse al canto o a la música. Puede comenzar saliendo de la ducha, inscribiéndose a clases de canto y luego aventurándose a bares o clubs locales donde se lleven a cabo noches de karaoke o presentaciones pequeñas.

De esta manera, al ver que hay más personas a su lado que también quieren estar en el escenario, usted no se sentirá tan fuera de lugar.

Una vez que esté allá arriba, frente a frente con el público y demostrando lo que su alma resguarda, puede otorgarse una gran victoria, pues no lo está haciendo por los demás, sino por usted mismo o misma. Sabe que es lo necesario para continuar con el proceso. Ha crecido y, como tal, se ha transformado en una persona que, si bien antes escondía aquella luz en su interior y la resguardaba entre las paredes de un baño, ahora es alguien que encontró la valentía para cantar frente a un grupo de personas. Esa es la definición del éxito.

No importa lo que suceda después, sino lo que logre

aprender de esa aventura. No olvide que es una transición inmensa.

Usted se celebra a sí mismo o misma cuando desarrolla sus pasiones. Este es un detalle sumamente importante porque, mientras más lo haga, se vuelve más fácil aceptarse y reconciliarse con su existencia. Sin embargo, debe recordar que, incluso en el estado en el que se encuentra ahora mismo, no hay nada malo con usted. Es una persona digna de respeto, cariño y de apreciación. Mientras más acepte estos hechos y más se acepte a sí mismo o misma, su autoestima se desarrollará y crecerá. El secreto de todo es estar atento o atenta durante todo el proceso. Eso es crucial; no puede solo disfrutar el viaje.

No malinterprete esto último; en realidad, es algo muy importante. Pero también necesita enfocarse en su propósito: preste atención a la persona en la que se está transformando. Usted es consciente de que hace lo que hace por una razón, es decir, porque tiene baja autoestima y necesita nutrirla de tal modo que tenga la suficiente seguridad como para poder proyectarla en niveles cada vez más altos de autoconfianza.

. . .

Le será complicado hacer estas cosas a menos que tenga siempre presente el camino en el que se encuentra y a la meta que se dirige: partiendo de alguien tímido o tímida y batallando con un sentimiento de inadecuación, poca o nula valía personal y un antagonismo interno, quiere llegar a ser alguien que siente que tiene el poder de cambiar y crear un profundo impacto en su realidad.

Ahora, muchas personas consideran que este es un curso de acción erróneo. Al fin y al cabo, la sociedad moderna cree que la autoconfianza es un premio de entrada. Si analiza cualquier currículum académico, verá que estos enfatizan la necesidad de este carácter sobre los conocimientos tradicionales para poder alcanzar la excelencia académica. Los estándares anteriores eran los correctos. La autoconfianza viene más adelante; recuerde, esta ya tiene su precursor.

Es como construir una torre masiva. No puede hacerlo sobre arena, pues se tambaleará y lastimará a la gente que resguarda antes de hundirse por completo. Por sentido común, debe entender que no puede simplemente construir la autoconfianza sin una fundación primero. Por lo mismo, necesita enfocarse en sus pasiones, sus intereses, descubrir más sobre ellos y luego empezar el proceso de sentirse bien sobre su potencial a retarse para seguir desarrollándolo, todo mientras lo celebra y se celebra a sí mismo o misma hasta conseguir la autoconfianza que tanto desea.

En otras palabras, necesita primero hacer algo con sus pasiones. Es aquí donde la objetividad entra en escena.

Como se mencionó en capítulos anteriores, al mundo no le interesa lo que usted sienta, sino lo que hace o logra en realidad. Al momento de entretener sus pasiones, refinarlas y practicarlas lo más que pueda, comenzará a lograr cosas; más que nada, se volverá un experto o experta en sus propios intereses.

Tomando una vez más el ejemplo de canto, una cosa es cantar en la ducha y tener la voz de un cachorro siendo torturado. Es maravilloso que se haya puesto en contacto con sus pasiones internas y que haya logrado identificar su necesidad de desnudar su alma a través de la música. Sin embargo, no puede dejarlo ahí. Tiene que poner el esfuerzo y perfeccionar su pasión. Tiene que volverse mejor en ella.

Si su voz no es la más agradable de escuchar al principio, entonces necesita trabajar en ella con toda la motivación que pueda musitar hasta que logre sonar como quiere.

Es aquí donde entran los triunfos, donde se ve la participación del mundo real. Es fácil sentirse bien sobre cosas subjetivas y pensar que lo único que tiene que hacer es entrar en contacto con su pasión y practicarla a la vez que desenvuelve lo más profundo de su alma. A puerta cerrada, sí, eso está bien y es más que suficiente; pero, al final, también necesitará algún tipo de validación externa.

Es decir, necesita volverse lo suficientemente bueno o buena en algo como para que pueda afirmar de manera subjetiva que ha logrado algo. Que tomó algo que le interesaba y por lo que sentía mucho amor y ha trabajado en ello a tal grado que se ha vuelto bueno o buena en dicha actividad. En suma, que ha triunfado. Concretar este pensamiento es crucial porque, de otra forma, todo el progreso que realice será meramente subjetivo, privado y sólo le beneficiará a usted, lo que no le permitirá avanzar en el proceso de mejorar su autoestima.

La verdadera valía personal se construye sobre el triunfo. Cuando usted se vuelve bueno o buena en algo, se permite sentirse bien sobre ello y recordarse lo que está sucediendo en su realidad. Al hacer esto, le da forma a un espacio personal y exclusivo que nadie le puede arrebatar o invadir porque solo usted trabajó en él.

La autoestima se basa en sus logros. No es un valor con existencia previa que alguien le entrega solo porque sí. El hecho de que trabaje en ello es lo que lo hace real. Tal vez lo siguiente sea un tema delicado para muchos lectores y lectoras, pero es necesario que sepan que es imprescindible permitir que les critiquen en cierto momento. Usted tendrá que atenerse a un estándar objetivo. Antes de esto, todo lo que haga será subjetivo y dependerá de sus sentimientos; lo que le agrade, lo que le haga sentir validado o validada y lo que le haga sentir honrado u honrada.

Pero en el momento que utilice su pasión y la haga atravesar una evaluación externa, entonces sabrá si ha logrado algo o no. Si es esto último, está bien. En ese momento, entrará en juego su carácter resiliente, pues se habrá topado con un obstáculo en su camino que probablemente le haga retroceder o tambalearse. No se castigue por ello, ni piense en rendirse en ningún momento, al contrario; necesitará volverse a levantar, seguir trabajando y volverlo a intentar hasta que tenga éxito. Manténgase dispuesto o dispuesta a ajustar y definir lo que sea requerido. No les tenga miedo a los juicios o a las críticas. Busque siempre la grandeza; aspire a ser el o la mejor en lo que le apasione. Utilice esta actividad como estimulante para hacer lo que sea necesario por el tiempo que requiera hasta ser la mejor versión de sí.

Cuando está trabajando en algo, habrá días donde no querrá ni intentarlo e, incluso, llegará a considerar rendirse por completo. Es aquí donde entra en juego la pasión honesta, pues, si en verdad ama algo, será capaz de evocar aquella energía interna para conseguir el poder suficiente para seguir avanzando.

Cuando se vuelve excelente en algo, usted se transforma en una persona con más confianza en sí misma. Tiene una base sólida y objetiva sobre la que realizar una autoevaluación para asegurar que es bueno o buena en algo. No solo es un pensamiento idealizado; no está meramente intentando convencerse o engañándose por gusto. Es algo real porque puede ser rastreado a través de hazañas verdaderas. Compare esto con estar en el colegio donde todos los alumnos y alumnas exentan una clase o donde, al participar en un deporte, nadie pierde porque a todos les entregan una medalla de oro. El sentido de victoria desaparece por completo en estos contextos. No hay nada por lo que esforzarse porque haga o no el esfuerzo y los sacrificios necesarios, el resultado final siempre será el mismo.

El mundo real no funciona de esta manera. En su lugar, este le otorga el derecho de sentirse bien sobre sí mismo o misma porque tiene algo objetivo sobre lo que enorgullecerse. En otras palabras, se basa en la sólida fundación de un logro.

Ahora, si usted cree que esto es un poco complicado, la mala noticia es que no hace más que empeorar. Una realidad a la que tendrá que enfrentarse es que su valía dependerá y será proporcional a su última victoria.

¿Cuándo fue la última vez que convivió con personas que no hacían más que recordar su pasado y aquellos días donde consideraban que todo estaba bien? Seguro le decían cosas como "Hace cinco años, ganaba cincuenta mil pesos al mes" o "Diez años atrás, estaba viajando por el mundo entero".

Si bien este tipo de declaraciones son buenas en términos de rememorar eventos compartidos, lo cierto es que, tarde o temprano, se vuelven repetitivos y demasiado viejos e, incluso, pueden llegar a hartar a los demás. Verá, el mundo no solo le presta atención a los resultados que usted produzca, sino también se enfoca en el aquí y el ahora. Es decir, ¿puede alcanzar buenos resultados en su presente?

. . .

Mientras que la gravedad y el enorme valor de lo que hizo en el pasado sí resguarda cierto significado, mientras más distante sea el logro, menos le importa al mundo. Le guste o no, las personas tienen memoria a corto plazo.

Por lo tanto, es necesario que entienda que, cuando se trata de producir una hazaña, usted solo vale lo mismo que su última victoria. Evite dormirse sobre sus laureles. Permítase refinar sus habilidades de manera constante, comprometiéndose a mantener el ritmo y a desafiarse para alcanzar el siguiente nivel. Esto le llevará por un mejoramiento continuo; estará siempre en la búsqueda de una meta mejor y más grande en cuanto al refinamiento de sus pasiones; así, adquirirá ventaja gracias a la competitividad que demuestre comparada con las personas que intentarán hacer lo mismo que usted. Ellas no podrán rozarle siquiera si usted se compromete realmente a terminar este proceso, ya que esto conllevará a un desarrollo constante.

. . .

Lo crea o no, lo último ocasionará que su autoestima mejore cada vez más. Todo empieza con sus pasiones. El aprender a mejorarlas solo producirá resultados favorables. A eso le sigue la validación objetiva. Las personas le dirán "¡Vaya! Cantas mucho mejor que antes" o "Estás ganando más dinero que antes" o "Estás viviendo en una casa más grande que antes" o "Te están respetando más que antes".

Cual sea que sea el caso, independientemente de su pasión, usted podrá notar un incremento en la validación objetiva.

De esta manera, su autoestima se verá impactada de manera favorable ya que podrá decirse en términos firmes y directos que está haciendo algo bien; verá que tomó sus pasiones, trabajó en ellas para mejorarlas y tiene pruebas sólidas de que ha alcanzado un nivel más alto comparado con el que estaba antes.

Cuando su autoestima mejora, su nivel de entusiasmo también aumenta. Por decirlo de cierta forma, el "tanque de gas" de su pasión se vuelve a llenar, lo que le da más energía para hacer la siguiente acción de mejora y así alcanzar el próximo nivel de validación objetiva, de tal manera que se adentra en un ciclo constante de crecimiento. Es una espiral que le dirigirá por un camino favorable hacia una mejor autoestima. Con cada escalón que suba, también habrá una proyección más nítida, lo que significa que habrá una manifestación externa de su autoconfianza que se volverá cada vez más aparente.

Las personas que son buenas en lo que hacen adquieren más y mejores niveles de autoconfianza. Se les dificulta intentar esconderse y explicar lo que sucede. Mientras más seguros y seguras se vuelven, adquieren una mayor escala de éxito porque el mundo les presta su completa atención.

7

Enfrente los obstáculos

AHORA QUE TIENE un claro entendimiento sobre cómo desarrollar sus pasiones para aumentar su autoestima de tal manera que pueda convertirse en una persona más segura de sí misma, el siguiente paso es identificar las cosas que le impiden tomar acción en su aquí y ahora. Usted necesita preguntarse: "¿Qué me detiene? Si sé que todas estas cosas son verdaderas, ¿por qué no me estoy moviendo?". Si usted fuera a enlistarlas en una hoja de papel, sus limitaciones se le ocurrirían fácilmente.

Por ejemplo, dirían algo como: "Tuve una mala infancia. Mis padres me abandonaron", "Nací incapaz de hacerlo. Tengo una discapacidad que no me permite aprender de la manera apropiada", "Las personas fueron crueles conmigo en el pasado", "No puedo tomarme un descanso", "Solo tengo mala suerte", entre otras cosas similares.

Por lo tanto, es necesario que anote todas las razones por las cuales considera que no puede tomar acción en su presente.

Desahogue lo que sea necesario, saque todo lo que se guarda en el pecho. Lo más probable es que esto le tome días; no sucederá de la noche a la mañana, así que permítase un periodo razonable de tiempo para pensar.

Una vez superado este paso, tendrá entre sus manos una lista considerablemente larga. De hecho, si llegara a leerla sin considerar nada más, podría incluso parecerle imposible de superar. No podría ver más allá de las restricciones que cree que tiene, y pensará que lo único que hace es nadar contra la marea que en algún momento terminará venciéndole.

. . .

Ahora, permítase abrir los ojos. Tomando en cuenta los artículos de su lista, divídalos en dos categorías: limitaciones reales y limitaciones imaginarias. Las primeras son restricciones físicas, legales o políticas; es decir, aquellas que implican alguna regla externa y social que le dificulte tomar acción o cuando hacerlo implicaría atentar contra la libertad de otra persona o poner la suya en peligro.

También, si tiene alguna discapacidad que le imposibilite hacer lo que quiere hacer.

Estas son las limitaciones "reales". Todos los demás elementos de su lista tendrán que ir a la segunda categoría.

Una vez que tenga los elementos clasificados, observe su lista con atención. Notará que hay pocos puntos debajo de la primera categoría. Si usted es completamente honesto u honesta con usted, aceptará que no hay demasiados. Todo lo demás está dentro de lo imaginario. Incluso con las limitaciones reales, siempre hay alternativas o sustitutos. El punto aquí no es que se sienta mal por creer que lo único que está haciendo es inventarse excusas; no tiene que castigarse por no haberse dado cuenta antes. La meta de este ejercicio es que logre percatarse que sus obstáculos son tan grandes como usted les permite ser; esa es la única manera a través de la cual podrían mantenerse aferrados a usted. Es vital que entienda esto.

La realidad es que no tiene tantas limitaciones en la vida real. Es verdad que, con la voluntad necesaria, encontrará una manera de llegar hasta donde quiere estar. Usted podrá considerar que estas restricciones son más grandes que cualquier cosa, tanto que sería imposible hacer ciertas cosas con ellas cerca, pero, si se permite aceptarlo, llegaría a la conclusión de que, si en verdad quisiera hacerlas, encontraría alguna forma. Tal vez usted puede decir que no tiene dinero, o que no tiene tiempo; sin embargo, siempre hay otros métodos. Puede trabajar con más personas, idear soluciones innovadoras y creativas.

La verdadera limitación es que usted cree que no tiene el poder suficiente y necesario para vencer sus obstáculos.

¿Porqué No Me Siento Suficiente?

. . .

Al final de esta discusión, absorba lo que acaba de leer y vuelva a ver su lista. Para la mayoría de las personas, los elementos dentro de la primera categoría serían mínimos a nulos. Una vez que haya llegado a un punto en donde se dé cuenta de que en realidad no existe ningún obstáculo, habrá llegado a otro nivel. Por lo tanto, considere estas ideas por un tiempo, atraviese este proceso cuantas veces sea necesario hasta que crea con total seguridad que no tiene ningún obstáculo frente a usted.

El siguiente paso de este análisis es enfrentar la tendencia humana de esperar. No se equivoque: incluso cuando está trabajando en algo importante de su vida, tiende a detenerse por un momento antes de avanzar; esto quiere decir que está intentando idear excusas para no tomar acción y aplazar el tiempo que le tomaría llegar a sus metas. Esto es natural y, de hecho, se espera de usted. ¿Por qué?

Como se mencionó anteriormente, los seres humanos somos criaturas de hábitos. El cambio nos aterroriza, porque nos acomodamos dentro de una manera específica de hacer las cosas y, una vez que sabemos que nos funcionan y realizarlas no implica ningún riesgo, se requiere grandes niveles de esfuerzo para estar dispuestos o dispuestas a realizar una alteración.

Por lo tanto, es importante que usted entienda lo que está pasando. Mientras más tiempo deje pasar, estará rindiéndose ante los esfuerzos de su mente para asustarle y frenar su voluntad, todo porque no sabe lo que le espera en el siguiente paso. De manera inconsciente, usted necesita tener el control, pero no puede porque no tiene toda la información necesaria para el trabajo. De esta manera, termina atrapado en un juego mental, cuya consecuencia en la vida real es la inactividad.

También hay otra variación de este fenómeno: muchas personas se engañan al convencerse de que están haciendo un buen trabajo para seguir avanzando cuando lo único que hacen es recopilar información. Esta es una respuesta clásica llamada Parálisis por Análisis. La tesis detrás de este tipo de pensamiento es que recopilar todo tipo de información de todo tipo de fuentes en la etapa previa a iniciar un proyecto sigue siendo un paso para alcanzar sus metas.

¿Porqué No Me Siento Suficiente?

. . .

A pesar de esto, lo único que hace es engañarse; está inventando y buscando excusas para no actuar. Hay un defecto fatídico en la tesis si cree que, por tener la mayor cantidad de información posible, las cosas se transformarán en algo certero. En otras palabras, considera que, una vez que ponga su plan en acción porque ya tiene todos los hechos bajo su control, está garantizado que será un éxito. Pero la vida no funciona de esta manera; siempre hay cierto nivel de incertidumbre presente, incluso en los sitios más seguros y entre los planes más detallados.

Ciertos obstáculos surgirán de la nada; los imprevistos se materializarán ante usted, su plan y sus hechos, interponiéndose entre la línea de meta hacia el éxito. La vida no es perfecta, el mundo tampoco.

Descarte esta idea de esperar a que tenga todo bajo control antes de empezar. No le beneficiará en absoluto. Solo le hará avanzar en círculos, engañándose. En su lugar, pregúntese qué le detiene en realidad. ¿Qué está esperando que suceda? ¿Qué hará exactamente durante el tiempo en el cual no lleve a cabo su plan? Ya que tiene una idea clara gracias a los ejercicios que realizó en el capítulo anterior, ¿por qué no la está implementando? ¿Qué le hace falta?

Desafortunadamente, si las personas tienen dificultad para avanzar de un punto a otro, a veces todo lo que necesitan es un empujón o un sobresalto que les despierte de regreso a su realidad. Aquí tiene el suyo: los obstáculos solo son tan grandes como usted les permita ser. Puede que esté imaginando todas las cosas que usted considera que le limitan y le prohíben poder actuar; aquellas contingencias que le orillan a quedarse a la espera y a retrasar su plan de nutrir su autoestima y autoconfianza. Lo único que hace es autosabotearse, profundizando su antagonismo con usted mismo o misma. Aunque no lo vea de esa manera, no está haciendo más que darse razones para no intentarlo siquiera.

La verdad que no le gustaría admitir es que se ha acostumbrado tanto al ambiente y las condiciones en las que vive que, por desagradables que sean, se han convertido en su realidad. Es algo dentro de lo que ya se acomodó, algo que no promete ninguna sorpresa o ningún susto, por lo que puede que incluso lo considere familiar. Después de todo, así ha vivido desde que puede recordar. No está feliz, y es consciente de que no se ha atrevido a aprovechar su máximo potencial, pero no se puede permitir dejarlo ir. Es necesario que se percate de este problema. Confróntelo y mírelo directamente, llámelo por lo que en realidad es. Es necesario que le dé la etiqueta apropiada porque, si es con esto con lo que lidia todos los días, en realidad está tratando con el miedo, que se manifiesta de muchas maneras, y una de ellas es la negligencia. A usted le da pereza intentar cambiar las cosas.

En vez de instruir a sus recursos personales para que le sugieran otras maneras de hacer la transición, evita el asunto por completo. Desperdicia su tiempo y energía pensando en un millón de razones para no intentarlo. Solo se enfoca en los obstáculos a los que podría enfrentarse, en lo difícil que será cambiarse a sí mismo o misma, y empieza a buscar excusas para aplazar su plan, para realizarlo cuando el momento sea indicado, incluso si está totalmente de acuerdo con los conocimientos que ha adquirido hasta ahora en este libro. Su mente todavía puede tenderle trampas al darle razones para seguir en el lugar donde está y no moverse.

. . .

La resolución para este constante debate interno en su cabeza sobre cuándo empezar y por qué debería hacerlo es bastante simple y precisa. En vez de sentarse a desperdiciar tiempo y esfuerzo para acumular el coraje suficiente que requerirá tomar el primer paso, asegurándose que los intrínsecos problemas de su identidad se resuelvan de alguna manera, ponderando sus limitaciones y analizando las circunstancias externas que se abalanzarán contra usted en el momento que lo haga, usted debe dar un salto de fe y hacerlo sin más. No vuelva sus problemas más grandes de lo que ya son, que es lo único que pasará si sigue esperando, permitiéndoles que se aferren a usted con un agarre cada vez más fuerte. Solo hágalo.

Tome acción sin enfocarse en los detalles o intentar prevenir las consecuencias. Decida empezar ahora mismo. Solo así podrá fortalecer su autoestima. Algo que debe entender es que esta última se funda sobre la aptitud. Cuando usted siente que podría hacer algo bien cada vez que lo intente, sin fallar, su confianza sobre su habilidad de dar ciertos resultados aumentará, de tal forma que nutre la valía que usted piensa que tiene; así es como el sentimiento de victoria sienta bases fuertes sobre las cuales usted puede desarrollarse.

Incluso recibiendo todas las pláticas motivacionales y palabras de aliento del mundo, no podrá ejecutar algo verdadero a menos que decida hacerlo. Si solo deja para usted aquellas afirmaciones que se dice en el espejo todas las mañanas, no le ayudarán en absoluto. Debe vivirlas.

Cuando empieza a dedicarse a sus pasiones de tal manera que mejora en ellas, se vuelve competente. Esta aptitud, con el tiempo, le orientará por un camino hacia mayores niveles de confianza y seguridad en sí mismo o mismo. Será capaz de cambiar su mundo de manera positiva. No crea que funge como una autohipnosis; no piense en esto como engañarse o jugar con sus ideas de tal modo que alteren su realidad. Al fin y al cabo, podrá ver los resultados en una realidad objetiva.

Las personas le dirán que su manera de cantar ha mejorado. O que toma fotografías maravillosas. O que sabe cómo ganar dinero rápidamente. Cual sea que sea su pasatiempo favorito, este tendrá un parámetro que alcanzar, y usted puede afirmar que es algo real. Puede indicarlo, experimentarlo, y el resto del mundo lo conoce también. Por lo tanto, usted alcanzará un mayor nivel de autoconfianza porque se percatará del impacto que ha hecho en su mundo exterior.

Las personas le prestan atención a las cosas que hace; e, incluso, pueden llegar a apreciarlo. Sin embargo, es necesario que no se detenga. Usted no puede simplemente llegar a cierto punto y quedarse satisfecho o satisfecha con ello.

Tiene que seguir subiendo, aspirando por más. Para esto, requerirá acción continua.

De realizar esto, su tendencia a obstaculizarse y resistirse a avanzar se debilitará hasta desaparecer por completo. Así, llegará a un nivel en donde le será más difícil detenerse que comenzar.

Para recapitular, si quiere aumentar su autoestima para que su autoconfianza también se beneficie, empiece por sus pasiones. La razón por la cual debe empezar con ellas es totalmente interna, y depende solo de usted; nadie más puede intervenir o decirle qué hacer.

Recuerde, no hay respuestas correctas o incorrectas. Usted elige lo que sabe que le convendrá. Permítase confiar en sí mismo o misma y tener el control de todo. No tenga miedo de lastimar o incomodar a las demás personas, pues este es un proceso personal.

Puede elegir aquellas pasiones que solo usted conoce. Nadie le puede dictar cuáles son estas, o en lo que debería ser bueno o buena en primer lugar. La realidad es que usted empezará desde un espacio propio de control con el propósito de que la etapa inicial de este proceso se vuelva menos amenazadora. No hay necesidad de sentir que está dentro de una competencia porque no es así; sus decisiones solo serán y le afectarán a usted. Es el único dueño o dueña de este proceso. Siempre tenga en cuenta que no le debe nada a nadie.

Posteriormente, celebrará los logros que alcance al trabajar en lo que le apasiona. Esto es algo particular y que, nuevamente, solo usted entenderá; pero, al fin y al cabo, le gusta y lo disfruta en su totalidad. Después de esto, lo llevará al siguiente nivel, invirtiendo más tiempo, esfuerzo y atención a detalle que antes, afinando sus habilidades, hasta llegar a un nivel cada vez más público y externo. Mientras más personas lo vean, más validación recibirá por su trabajo.

No crea que será un proceso fácil y directo, tal como deslizarse desde punto Y a punto Z. No es algo que sucederá de la noche a la mañana; no llegará a la meta en un solo intento y siguiendo un único camino. Lo más probable es que le lleve varios intentos por varios medios hasta encontrar el indicado para usted y su trabajo. Puede que incluso entonces llegue a fallar o a atorarse en su proceso, pero al menos habrá empezado.

Es aquí donde se adentra el factor de la adoración. Si hace cosas que realmente le gustan y que le apasionan, los obstáculos que se interpongan no podrán desanimarle. Se tomará el tiempo necesario y avanzará paso a paso, disfrutando cada momento del camino, incluso aquellos que se demuestren difíciles de superar. Con el tiempo, su resiliencia mejorará y le llevará cada vez más lejos, hasta que tenga la seguridad necesaria para contarle y mostrarle al mundo su proceso, dispuesto o dispuesta a recibir la validez y las críticas necesarias para seguir, de tal manera que su autoconfianza se volverá más fuerte.

8

Celebre sus logros

La razón por la cual trabajar en la autoestima tiene un eje público es porque toda cosa que haga, y que incumba sus pasiones, tendrá un impacto en las vidas de los demás en algún punto. Cuando usted se vuelve bueno o buena en algo, afectará a las personas a su alrededor. Esto es algo favorecedor. No debería mantener su progreso como algo privado porque, al hacerlo, no recibirá aprobación ni validación externa. Solo se quedará con algo pequeño y propio, lo cual no le beneficiará en términos de su autoconfianza. ¿Por qué? Para avanzar en su camino, necesita este impulso ajeno.

. . .

Por ahora, solo se está diciendo a sí mismo o misma: "Esto es bueno. Estoy feliz con lo que hago". En el momento que se adentre a la esfera pública y la gente empiece a compararle con otros individuos con intereses y pasiones similares, lo más probable es que no tenga el mismo nivel de habilidad ni de cerca.

Todos estos buenos sentimientos por los que tanto ha trabajado se derrumbarán en un parpadeo. Por eso, es necesario que permita que su proceso se vea intervenido por todo tipo de validación externa y sistemas de medición; tiene que compararse con otras personas que se encuentren en situaciones parecidas. En otras palabras, sus logros deberán basarse en estándares objetivos. Si se convierte en alguien realmente bueno o buena, esto no será más que un beneficio para otras personas. El impacto positivo que ocasione en otros es un componente crucial para la solidificación de la autoestima.

La aprobación ajena es un proceso que funciona a través de un mecanismo de retroalimentación. Lo único que hace es decirle si su pasión, por objetiva que parezca, puede ser juzgada de esta manera como algo bueno. Solo así sabrá si lo que alcanza son logros verdaderos. De otra manera, lo único que hará es jugar con su tiempo, participar en una actividad en donde usted será el único ganador o ganadora porque nadie más se unió; en otras palabras, será un proceso meramente subjetivo.

Debe entender que el impacto positivo que logre en otras personas es un componente crucial para su autoestima. Usted se insertará en un mecanismo de retroalimentación constante cuando permita que los demás vean los productos de su trabajo.

Si le gusta cantar, adorarán escucharle; sus días mejorarán gracias a su voz. Si le gusta proveer un servicio haciendo pizza, la satisfacción de comer algo rico les levantará los ánimos. Así es como funciona este sistema.

Mejorar su autoestima no puede ser un proceso totalmente contenido y privado. No es un circuito cerrado. El elemento de aprobación ajena es imprescindible. No hay nada que temer, evite la necesidad de huir. De hecho, debería aceptarlo e interiorizarlo, porque los comentarios que reciba le motivarán a seguir avanzando, esforzándose cada vez más para ser mejor y dar todo de sí. No se trata únicamente de una automotivación, ni de entretener a su realidad subjetiva.

Sabrá que ha causado algo real porque beneficiará a otras personas; la clave aquí es el aspecto positivo: este será el indicador de que ha logrado algo.

Por ejemplo, si su pasión es fermentar cerveza artesanalmente, puede empezar por su cuenta, en su casa, y solo para usted. Si bien al principio podrá notar que no tiene un buen sabor, la única manera en que logrará progresar y mejorar su producto es si está dispuesto o dispuesta a recibir críticas ajenas, incluso cuando son rechazos directos y opiniones honestas de que su cerveza no es la mejor.

Sin embargo, como es una actividad que le gusta hacer, lo vuelve a intentar una y otra vez hasta que llegue al punto donde quiera llegar. En el momento en donde los demás le ofrezcan una opinión positiva, su autoestima se disparará porque ya será capaz de basarla en un estándar del que todo el mundo está consciente y con el que está de acuerdo. Solo entonces se percatará de que usted no es totalmente insignificante, y que, en realidad, es bueno o buena para algo en vez de sentirse inadecuado o inadecuada todo el tiempo.

Este aumento en su autoestima beneficiará a su autoconfianza. Además, puede que alimente su creatividad e inspiración para intentar cosas nuevas dentro del rubro de su pasión, adentrarse a sus derivados o simplemente a seguir mejorando a tal punto donde trabajará con la seguridad de que cualquier resultado que dé será bueno y más que suficiente, pues ya aprendió lo que hay que hacer y lo que tiene que evitar.

Permítase sentirse bien cuando se percate del impacto positivo que tuvo sobre otras personas. Este es un punto que es necesario enfatizar. Hay muchas personas inteligentes, personas hermosas y personas atléticas; sin embargo, el problema recae en que, debido a su baja autoestima, no se permiten aceptar que su inteligencia, belleza y habilidad tienen un efecto benéfico en las demás personas. Dejan que su realidad interior y subjetiva les nuble la vista.

Se sorprendería al saber cómo ciertas personas creen que, independientemente de las medallas, los reconocimientos o el dinero que reciban siguen sin tener valor alguno. No sea una de esas personas. Permítase un momento de satisfacción al saber lo que está logrando.

Ahora, en el gran esquema del universo, tal vez sus productos no logren alcanzar un nivel experto de reconocimiento, y eso está bien. Mientras usted sea consciente de que sus pasiones están causando un cambio positivo, no hay nada de lo que sentir vergüenza. Acepte sus sentimientos, tiene derecho a hacerlo. No porque sus padres le hayan dicho que es inútil, feo o estúpido, significa que esa sea su realidad; o tal vez tuvo un jefe en algún trabajo anterior que le humillaba y aplastaba su ego, pero eso no quiere decir que ese sea el único nivel en el que puede funcionar.

Acepte los sentimientos positivos que las personas le ofrezcan. Si le dan un cumplido por su trabajo, agradezca sinceramente y procese lo que acaba de suceder. No intente evitar sus palabras o descalificar su logro de alguna manera. No tiene que hacer algo perfecto. Sin importar el nivel de su resultado, acepte sentirse bien por ello. No deje ningún espacio para la vergüenza, la culpa o el arrepentimiento en esta situación; puede que vengan con el proceso, pero no puede dejarse robar su victoria personal. También, evite compararse con los demás. Incluso si tienen una mayor escala de impacto, no importa.

Lo que importa en verdad es lo que usted ha logrado sobre los demás. Acepte que es bueno o buena en algo, incluso si alguien más también lo es, pues eso no anula el hecho de que usted también tenga ciertas habilidades y talentos. No intente descalificarse al fijarse solo en lo que hicieron las "personas perfectas". Lo único que logrará es arrebatarse su propia victoria. Fíjese solo en el núcleo competente que usted ha desarrollado. Es necesario que se permita sentirse valorado o valorada para actuar como una persona valiosa.

Proyecte su valía personal fuera de usted. Ahora que sabe que su presencia y trabajo beneficia a otros y que se permite sentirse bien por ello, entienda también que no cualquiera puede hacer lo que hace usted. De aquí surge su valor como persona. Tiene derecho a sentirse satisfecho o satisfecha con lo que hace, porque tiene derecho a su lugar en el mundo; reclámelo como se merece. Es vital que entienda todas estas afirmaciones y que las acepte. No debe avergonzarse por sentirse bien sobre sus capacidades y funciones. Recuerde esto.

Si usted creció practicando una religión que condene el alardeo o viene de un contexto cultural donde la modestia es importante, tendrá que dejar eso a un lado en un momento.

Cuando cae presa de la falsa modestia, su autoconfianza es siempre la primera víctima.

No hay nada modesto en sentirse constantemente inseguro o insegura de sus capacidades, ni cuando cree que es un perdedor o perdedora total. Por lo tanto, está bien pensar que es hábil en algo, e incluso considerarse el o la mejor en ello. Tendrá que derrotar aquella falsa humildad porque no le trae ningún beneficio ahora mismo, solo deprime su autoestima y su autoconfianza. Tal vez le enseñaron a no fanfarronear, pero, en lo que concierne construir una sana relación con su valía personal, merece aunque sea hacerlo un poco. Celebre sus logros, háblele de ellos al mundo. Recuerde que está intentando mejorar su seguridad individual para que pueda causar un mejor impacto en el mundo.

La filosofía detrás de la humildad es la misma que la del orgullo, es decir, ambos buscan llevarse mejor con otras personas y beneficiarlas. El objetivo es el mismo, pero el problema recae en que no se permite alcanzarlo, ya que siempre se está castigando por intentarlo. Cuando deja atrás su modestia y aquellos hábitos con los que creció y que no benefician la imagen que tiene de sí mismo o misma, le es más fácil poder contarle sobre sus hazañas y pasiones a las personas. Tome en cuenta que eso difiere de simplemente presumir, pues esto ocurre cuando no hay un logro en primer lugar, pues no alcanzó ni siquiera los estándares objetivos de su proyecto.

Es diferente hablar sobre sus logros basándose en evidencia sólida y externa.

. . .

Irónicamente, a muchas de las personas que tienen baja autoestima les gusta presumir y fanfarronear, porque son los únicos métodos con los que pueden lidiar con ella. No quieren poner el tiempo ni el esfuerzo para atravesar por el proceso de construir algo real, por lo que prefieren tomar atajos y decir cosas falsas. Si bien estas personas no basan sus declaraciones en algo real, usted sí, porque hace referencia a productos que se han logrado de manera objetiva.

De aquí nace la verdadera confianza.

9

Evite el autosabotaje

Lo que usted vea o perciba afecta su confianza. No piense que es una persona débil o que actúa de forma emocional si ve algo que no le gusta o si es algo que resiente de sí, tanto que hace que su valor se desplome. Esto es algo humano y totalmente aceptable. Es necesario que sepa y entienda que no hay nada de malo en sentirse o reaccionar de esa manera. La realidad es que las cosas que las personas observan les mandan señales que dicen ciertas cosas sobre quiénes son. Dependiendo de cómo interpreten esa información, puede ser algo bueno o algo malo en términos de autoconfianza.

Usted siempre está editando su realidad. Si fuera a tomar a otras personas que vengan de familias y contextos diferentes, y les diera las mismas señales, lo más probable es que se les ocurra un sinfín de interpretaciones totalmente distintas.

Ahora, todas ellas son lógicas, racionales y sensatas.

En otras palabras, son correctas, pero eso no cambia el hecho de que son diferentes entre sí. Esto enfatiza la habilidad humana de alterar su visión del mundo. Siempre que su cuerpo toma señales del ambiente en el que se encuentra, usted elige ser consciente de solo una mínima fracción de ellas. De las que se detiene a analizar de cerca, saca interpretaciones muy particulares.

El hecho de que cada individuo pueda enfocarse en los mismos hechos y obtener conclusiones diversas es gracias a los juicios personales. Estos no vienen aislados; son un reflejo del interior de las personas. Es decir, que la narrativa personal impacta de manera dramática la manera en que la realidad se interpreta. Solo porque usted viva bajo ciertas circunstancias no significa necesariamente que haya solo una manera de responder a ellas; debe ser consciente de esto siempre que pueda, pues le recordará que, sin importar qué, siempre tiene el poder de elegir. Puede cambiar su realidad de tal forma que, en vez de sabotear a su autoconfianza, le ayude a mejorarla.

Por ejemplo, si fuera a entrar a un local en donde dos personas le recibieran con reacciones diferentes, una de ellas viéndole con ojos bien abiertos y media sonrisa mientras que la otra entrecierra sus párpados y frunce las cejas, le sería muy fácil pensar que las ha ofendido de alguna manera.

Tal vez porque está usando ropa inapropiada, o dijo algo sin darse cuenta, o se movió de cierta manera; de cualquier modo, a la única interpretación que puede llegar es que su presencia no hizo más que molestarlas.

Si tomara los mismos hechos y los viera de otra manera, también podría concluir que tal vez tuvieron un mal día. Posiblemente son amigas que acaban de pelear, por lo que siguen molestas y agitadas, y todas estas emociones turbulentas todavía pueden verse reflejadas en sus rostros. La manera en que le han visto al entrar no tiene nada que ver con lo que usted está haciendo, sino con la interacción que acaban de tener.

Las dos posibilidades anteriores son interpretaciones totalmente diferentes de un mismo grupo de hechos.

Pregúntese ¿cuál de las dos le ofrece más poder y seguridad?

¿Cuál tendría un impacto positivo o al menos neutral en su autoconfianza? La elección debería ser obvia; la segunda. En otras palabras, no es usted. Sea lo que haya pasado entre ellas, usted no es la causa de sus reacciones.

Si tomara la primera interpretación, le sería demasiado fácil sentirse derrotado o derrotada.

Es tentador sentirse insignificante, sin motivación, intimidado o intimidada o, incluso, deprimido o deprimida.

. . .

¿Por qué? Acaba de conocer a estas personas y ya le están juzgando. Por alguna razón y de alguna manera, no aprueban quien es usted, y es su culpa. En consecuencia, su autoconfianza se ve afectada. Ya que se encuentra editando su realidad de manera constante, procure siempre buscar y elegir la interpretación que le llene de mayor tranquilidad y poder, manteniéndose dentro de los límites de la realidad. El secreto está en no dejarse engañar ni por sus propios pensamientos; no juegue con sus emociones inventando señales o malinterpretando la evidencia.

En su lugar, la interpretación más reafirmante debe también ser realista; debe basarse en evidencias sólidas tomadas de cosas que existan. Continuando con el ejemplo, busque señales de que las dos personas están molestas, que acaban de discutir o que no se sienten lo suficientemente bien para atender como normalmente lo harían. Sea cual sea el caso, tome la evidencia que apoye esa noción. Cuando usted se vuelve capaz de hacer eso, su confianza y seguridad aumentan porque tiene la certeza de que no está obedeciendo a las meras ideaciones de su mente, al contrario; entiende que eligió la interpretación alternativa basada en su realidad. De esta manera, no solo preserva su tranquilidad de mente y cuerpo, sino que, también, permite que se desarrolle.

Llegó el momento de profundizar en ciertos temas que se abordaron a inicios de este libro y del capítulo en cuestión.

Para continuar con su viaje, es imprescindible que tenga un entendimiento claro de cómo funcionan los juicios y opiniones, de tal manera que pueda usarlas para su beneficio en vez de en su contra. Su cuerpo es un recolector de datos neutro. Toda información es imparcial. Las cosas que vemos, olemos, probamos, oímos y tocamos son neutrales; puede que le sea difícil de concebir esto, pero, si se detiene a pensarlo, podrá ver que así es.

Lo que las vuelve estresantes y preocupantes o positivas y motivadoras es la interpretación que usted les impone. Su mente está evaluando sus alrededores constantemente, y lo hace en dos niveles. Primero, visualiza toda la información recopilada por su cuerpo y elige con qué cosas quedarse y cuáles desechar; así, usted se queda con una pequeña fracción de todas las señales que sus sentidos hayan recogido durante su día. Viene entonces el siguiente nivel, en donde se juzga la información restante. A partir de ellas, usted forma interpretaciones positivas, negativas o indiferentes.

Sus juicios dependen de su personalidad. Es el filtro que usa para editar su mundo.

Si su narrativa personal dice que usted es una persona terrible, que tiene un mal carácter o que no le agrada a los demás porque no tiene valor y no hay ningún beneficio que pueda darles, entonces empezará a ver la información que en cualquier otro caso sería imparcial como algo realmente negativo. Por el contrario, si su narrativa personal se basa en la idea de que usted es una persona a la que vale la pena respetar, cuyos logros le han llevado lejos y que puede hacer cambios positivos en el mundo y en las personas similares a usted, así resultaría con una interpretación mucho más favorable. Así funciona esta cuestión humana.

. . .

Toda esta información atraviesa un filtro formado y permeado de su carácter. Sus opiniones impactan su realidad. ¿Cómo? Cuando hace un juicio inicial, este se mantiene dentro del aspecto emocional, en el campo de lo intelectual y los sentimientos. Sin embargo, cuando hace un juicio de sus propios pensamientos, es mucho más fácil dejarlo únicamente en lo emocional.

Por ejemplo, imagine que conoce a alguien y le mira con indiferencia. Esta mirada imparcial usted podría interpretarla como si esa persona estuviera pensando que usted es feo o fea, y le causa una reacción tan emocional y rencorosa que no tarda en reflejarse en sus acciones, por lo que le insulta o se va del lugar, sintiéndose mal de sí mismo o misma y notando que su presión sanguínea está elevada; empieza a sudar y tiene mucho enojo acumulado en su pecho.

Estas acciones impactaron su mundo porque las invocó desde aquella parte que es únicamente interna y emocional y la realidad del resto de las personas, en donde ellas están observándole y prestándole atención. En otras palabras, reaccionó y, con usted, el mundo también.

. . .

Una vez más, esto necesita ser enfatizado: el mundo es subjetivo. Solo le importa los actos que usted decide realizar y las palabras que se atreve a decir. Por lo tanto, en el momento que usted empiece a lanzar insultos porque siente que la persona que conoció ha pensado mal de usted, ha realizado una acción que le cobrará consecuencias porque el mundo le ofrecerá una respuesta. Continuando con el ejemplo, tal vez muestre una reacción negativa y empiece un intercambio adverso. Sin embargo, usted puede elegir responder de otra manera.

La buena noticia dentro de todo este proceso es que usted siempre tiene elecciones disponibles en cuanto a los dictámenes que decida realizar. No piense que sus opiniones son conclusiones de las que no puede arrepentirse o cambiar. El peor truco por el que podría hacerse pasar a sí mismo o misma es el pensar que solo hay una manera de evaluar cierta información. No es así: usted siempre puede elegir lo que percibe. Si, como ya se vio, la mayoría de las veces puede decidir en lo que quiere enfocarse, entonces tiene la misma posibilidad sobre las opiniones que forme y con las que quiera quedarse.

. . .

Es muy fácil decirlo, pero no tanto hacerlo, eso no se puede negar, pero es necesario que empiece a practicarlo, una y otra vez, hasta que esté satisfecho o satisfecha con ello.

En el momento que usted empiece a percibir ciertas cosas y, posteriormente, le siga la formación de sus juicios, pregúntese si hay alguna alternativa a la que pueda orientarse. Si la persona que acaba de conocer le miró raro, ¿significa necesariamente que es una mala persona? ¿No hay otra opción más que quiere decir que hay algo malo con usted o que hay algo que le falta? Busque cualquier alternativa. La parte buena es que siempre hay una positiva disponible. El secreto, una vez más, es que se asegure de hacerla a base de hechos.

Busque aquellos datos que se alineen con la lectura alternativa. Al final, mientras más realice este acto sensato, su narrativa cambiará por completo también, de tal manera que encontrará aquello que le beneficie. Este es una pequeña victoria, pues será consciente de su narrativa y, por lo tanto, dejará de sentir que ha sucumbido a las interpretaciones automáticas que le hacen daño. Lo más probable es que la mayoría de estas últimas le hayan sido inculcadas mientras crecía o hayan sido encontradas en su camino al punto en el que está ahora. Cual sea su caso, usted tiene el poder en el aquí y ahora. Si aquellas narrativas no le son útiles, puede desecharlas y reemplazarlas con otras más favorables.

Se debe enfatizar la importancia de buscar primero los hechos que le ayuden en vez de los que le perjudiquen al momento de crear juicios. De esta manera, dejará de sentir que está jugando consigo mismo o misma o que no hace más que engañarse y crear fantasías. Tiene que buscar valoraciones basadas en la evidencia que encuentre. Así, continúa nutriendo sus fortalezas. No se está desviando a pensar que tiene ciertas cualidades que en realidad no; en realidad, está siendo realista al mismo tiempo que permitiéndose ver a su situación desde un ángulo positivo.

Esto es realmente importante porque un enjuiciamiento sano y claro le abre el camino a las correcciones y el desarrollo consecuente, pues están basados en hechos objetivos. Por otro lado, las desilusiones son meros mecanismos para sentirse mejor; con ellos, no hace más que inventar cosas, eligiendo mentirse a sí mismo o misma y, en consecuencia, cualquier autoconfianza que logre construir será sobre mera arena, lo que equivale a nada. Solo bastará una realidad agresiva para transformar su mundo por completo.

Por lo tanto, hágase un gran favor: base su narrativa personal en juicios sanos. Use hechos y no mentiras o desilusiones.

10

Reconozca cada paso que avance

Los juicios que usted realice producirán acciones. Esto debe quedar claro. Cuando percibe una situación y la inserta en su narrativa, se forma una opinión que nunca es neutral porque siempre tendrá un componente emocional.

Usted será provocado o provocada a responder de cierta manera, sea positiva o negativa; así, se desencadenan grupos de acciones. Su confianza objetiva y observable es una acción que se origina de una fuente interna. Cuando usted se siente seguro o segura, esto puede ser considerado una acción porque se está permitiendo que sus emociones tengan un impacto sobre usted. Si trabaja en su sentido de autoaceptación, evocará un porte de destreza. Tenga en cuenta que sus sentimientos de autoconfianza son acciones por sí mismos, aunque a usted no le parezca. Puede que crea que todo esto solo toma lugar en su interior, pero no es así.

Cuando siente confianza, se refleja en sus expresiones faciales, en las palabras que elige para expresarse, y en otras señales que le manda al mundo. No importa si son verbales o no; cuando se encuentra en cierto estado emocional y despierta un sentido de confianza, empezará a transmitir dichas señales. Debe ser consciente de esto, pues estará actuando en su mundo.

Debe entender que cuando haga una acción en su mundo, este estará atento a cada movimiento suyo. Por lo tanto, le está juzgando y categorizando constantemente. Tenga conciencia de sus acciones. Realícelas con intención. Escoja sus señales con cuidado. Si lo hace, desencadenará un ciclo de retroalimentación positiva en términos de una autoconfianza mucho mayor. A continuación, se explorará la manera de hacerlo.

. . .

Actúe con confianza para agrandar el sentimiento. Cuando detona emociones positivas, empieza a comportarse de manera acorde, de tal manera que se adentra a un periodo constante de beneficios. El mundo exterior le reconoce; esto puede tomar forma de algo tan simple como una sonrisa, pero, en cualquier caso, será un tipo de validación externa.

Esto le ayudará a sentirse mejor sobre sí mismo o misma, lo que no hace más que alimentar sus emociones, mejorando sus acciones y consiguiendo nuevamente respuestas positivas, y así sucesivamente.

No permita que esto suceda de manera aleatoria, o una vez cada cierto tiempo. Es su trabajo detonar este ciclo de manera consciente, con propósito y voluntad. Así actúa la gente que confía en sí misma, y esta es la razón por la cual son capaces de hacerlo todo el día, todos los días. Lo hacen hasta que se acostumbran, y se vuelve algo tan natural como respirar.

Recuerde que asumir algo negativo como su primera opción erosiona su confianza. Si le cuesta trabajo mejorar esta última porque siente que vive en un mundo hostil donde la gente siempre se está burlando de usted, degradándole, restándole importancia o desanimándole de cualquier manera, tal vez sea porque ha construido un ciclo de retroalimentación negativa.

De la misma manera que la gente confiada ha elevado sus niveles de seguridad trabajando con varias señales externas y haciendo juicios de manera apropiada, puede que usted esté en una situación similar, pero en sentido contrario.

Puede que esté recogiendo los indicativos ajenos de tal manera que impacta de manera negativa a su narrativa personal, lo que detona sus sentimientos pesimistas y produce emociones acordes. Esto le hace actuar en respuesta, enviando señales desfavorables al mundo, lo que rebota en su contra, bajándole de nivel.

Esto se sigue repitiendo hasta que llega un punto donde no solo se siente mal de sí mismo o misma, sino que usted no puede lidiar con su propia existencia, volviéndose el antagonista de esta.

. . .

Este no tiene que ser el caso. Antes de seguir lastimando su confianza, deténgase por completo. Si tiene una narrativa personal negativa, reconozca que la tiene en primer lugar. Entienda que debe ser más proactivo o proactiva en modificar su realidad personal.

En términos sencillos, si tiene ante usted lecturas alternativas a las situaciones, elija la que menos daño le ocasione. Idealmente, usted elegiría la que es positiva o, al menos, neutral. Mientras más éxito tenga con este proceso, sus opiniones serán decisiones mejores y conscientes. Le llevará tiempo acostumbrarse, no es algo automático. La mayoría de las personas no pasan por esto en primer lugar.

Sin embargo, mientras más propósito tenga por el simple hecho de que eligió tener más cuidado al elegir las señales que interpreta el mundo, más pronto volverá la situación a su favor.

11

Acuda a la positividad

SI ESTÁ LEYENDO ESTE LIBRO, lo más probable es que haya interactuado con al menos un trabajo de autoayuda en el pasado. Al menos, tal vez le sea familiar el concepto de afirmaciones. Estas son declaraciones que se dice a sí mismo o misma para ayudarse a reprogramar ciertos aspectos de su realidad. También, pueden ayudarle a trabajar con mayor efectividad, éxito y confianza. A pesar de que muchas personas tienden a ser caricaturizadas o burlarse de quienes acuden a ellas, la razón por la cual estas frases son usadas todos los días por gente a través del mundo entero es porque funcionan. Les ayudan a organizar su realidad, de tal manera que en vez de asumir lo peor, eligen darle un giro positivo a las señales que perciben del mundo. En otras palabras, les ayudan a favorecer su confianza.

El secreto es que, a pesar de lo poderosas que son, las afirmaciones deben basarse en algo objetivo. No puede simplemente mirarse al espejo y declarar que llegará lejos. Primero, debe saber qué significa, cómo lograrlo, de dónde viene su sentimiento... Debe tomar en cuenta sus recursos existentes, su realidad tal cual es y las habilidades que tiene en su momento; en suma, erguirlas sobre algo real.

La mejor manera de probar este punto es comparando las afirmaciones con la hipnosis. Las primeras, como se mencionó, se basan en lo que usted ya tiene. Por ejemplo, si le gusta cantar y alguien más le ha ofrecido un halago por su voz en el pasado; tiene sentido que pueda decirse que es bueno o buena cantando. Crea un impacto positivo en las vidas de los demás. Es una bendición para otras personas.

No se está mintiendo en este caso, porque tiene un hecho real en el pasado que lo apoya. Tiene razón para creerlo. No es como si estuviera inventando cualquier cosa.

Compare esto con decirse que es un buen o buena cantante cuando nadie le ha dicho algo similar en el pasado, e, incluso, le molesta el sonido de su propia voz por lo mala que es. En este caso, su afirmación no tiene ninguna base objetiva. Es así como se adentra a la hipnosis, en donde no hace más que desear y esperar a que su realidad sea de alguna manera diferente al despertar. No lo malinterprete: este método puede funcionar para algunas personas; en caso de que estén en situaciones lo suficientemente desesperadas, es una buena alternativa.

Sin embargo, para la mayoría, la mejor aproximación sería la primera. Cuando acude a las afirmaciones creadas a partir de la realidad, lo que hace, en esencia, es reprogramar su mente. Ella sabe diferenciar lo que es real de lo que no; entiende que no es lo mismo un plan que una meta, o una esperanza que un deseo. No es necesario recordarse a sí mismo o misma. Cuando dice frases basadas en lo que existe fuera de usted, aumenta la probabilidad de que sus afirmaciones le ayuden con su confianza. Experimentará menos resistencia, y le será más fácil desarrollar un sistema de apoyo alimentado por seguridad propia y validación externa.

Esta es la razón por la cual las afirmaciones son tan poderosas que le permiten reprogramar sus hábitos y su manera de pensar de manera consciente. El proceso es de tal naturaleza: usted elige qué hacer con qué. Comparado con la manera en que formó sus comportamientos mentales, que tal vez ni recuerde de dónde surgieron, si fueron inculcados por su familia o surgieron de una experiencia traumática.

A pesar de esto, recuerde que sigue siendo una elección el seguir aferrándose a aquella forma de pensar, pero lo más probable es que el proceso de su creación no sea aparente para usted. Con las afirmaciones, todo es claro porque sabe con lo que está lidiando; conoce su presente, sabe que no es feliz. Así, elige qué cambios tomar y a través de qué caminos lograrlo.

Existen diferentes maneras de practicar las afirmaciones. Algunas se dicen como mantras, otras en silencio a través de técnicas de *mindfulness* o surgen al enfocarse en un objeto. Cual sea el caso, el propósito final debe ser llegar a una declaración que le anime a desatar un cambio.

El método más fácil es idear una lista de declaraciones que usted crea que le ayudarán a modificar su realidad. En este caso, ya debería tener una idea clara de cómo es su narrativa personal y qué dichos la irrumpen o alteran. Cuando los repita, logrará un gran avance en su camino orientado a mejorar su relación consigo mismo o misma, impactando su autoconfianza. Una manera de auxiliar es tomar prestada la retroalimentación positiva del mundo exterior y convertirlas en afirmaciones personales. Todo comentario que le haga sentir bien sobre sus acciones y sus pasiones puede ser utilizado como usted lo prefiera; por ejemplo, cuando alguien le da un cumplido por su manera de cantar y el hecho de que su trabajo le hizo ver la música de otra manera, puede afirmarse que usted logra impactar la vida de los demás de manera favorable. En pocas palabras, empieza con la realidad objetiva.

Es por eso por lo que la retroalimentación de percepción activa es tan poderosa como una forma de idear afirmaciones. Si recibe comentarios positivos con frecuencia, o si es capaz de recordar cierto caso relevante, enfóquese en ellos y conviértalos en afirmaciones.

Otra aproximación es convertirse en comentarista de lo que está pasando en su vida. Básicamente, solo observa los pensamientos que cruzan por su mente; se permite dar un paso atrás para evitar enredarse con sus emociones. Una vez que se percata de los juicios que se están formando y se adentra a tomar el control del proceso, entonces empieza a evaluar su realidad de una forma que le empodera. Deja atrás sus instintos negativos y empieza a buscar puntos objetivos y positivos, aferrándose a ellos. Empiece con un pensamiento, luego otro, y continúe hasta que se vuelva un hábito. Este es un método muy poderoso porque la afirmación en sí no toma forma en palabras, sino en realizaciones mentales.

Finalmente, está el método del ciclo positivo, pero verbalizando las palabras. Se explica a sí mismo o misma con palabras claras lo que está haciendo y lo que sucede a su alrededor, de tal manera que se adentra al proceso de mejorar sus pensamientos, animando a que sus acciones sean más amables y recibiendo retroalimentación positiva en consecuencia, lo que le lleva a volver a iniciar y a desarrollar esta manera de desenvolverse por el mundo.

Todas las personas hablan consigo mismas. No intente engañarse pensando que su mente está completamente callada; permítase ser consciente de este diálogo con usted, que no necesariamente debe ser dicho en voz alta, pueden ser meros pensamientos.

Existe un monólogo interno que se detona por estímulos externos, lo que le adentra en una conversación con usted mismo o misma que nadie más puede escuchar. Esto es más que normal y, en la mayoría de las ocasiones, le animará a hablar y expresarse con otras personas. La conexión entre lo que se piensa y se dice es muy particular.

Lo que importa es que debe tener más precaución al momento de hablar consigo mismo o misma, así como al formar su narrativa personal. Lo primero alimenta a lo segundo; crea un sistema que lo refuerza constantemente.

Asegúrese de que la narrativa que eligió con cuidado se alinee con su diálogo interno, y que este último le ayude a mejorar su autoconfianza. Muchas personas suelen decirse cosas negativas que surgen de emociones como la frustración o el miedo, y sienten alivio al castigarse con sus palabras, pero no es así en absoluto. Mientras más comentarios negativos haga sobre su persona y sus acciones, llegará un punto en donde, por positiva que la señal o el evento externo sea, al interiorizarlo, lo convertirá en algo negativo que encajará con el resto de su narrativa. Recuerde evitar esto, pues las palabras que se diga toman lugar antes y después de las acciones que realice, logrando impactar más de lo que cree.

Se recomienda que lleve un diario para anotar las cosas que se dice durante el día.

Procure fijarse en las declaraciones que usted suele decir en silencio. ¿Se dice que es una buena persona, que le agrada a los demás y que tiene éxito? O, por el contrario, ¿se dice que es un fracaso, que no tiene ningún tipo de relación sana o trabajo estable, preguntándose también por qué la vida es injusta?

Por esto no entienda que es necesario juzgar la manera en que habla consigo, sino simplemente llevar un registro. Con el paso de los días, empezará a notar ciertos patrones; se percatará de que suele pensar sobre ciertos temas definidos.

¿Se ve a sí mismo o misma como una víctima? ¿Cómo alguien a quien le suceden cosas por situaciones del pasado o por personas que no puede controlar? ¿O se ve como alguien que tiene un rol activo en lo que sucede a su alrededor?

Sea completamente honesto u honesta al momento de describir su diálogo; no crea que lo hace para impresionar a alguien más. El propósito es llegar a una valoración honesta sobre lo que piensa. Una vez que haya anotado todos sus patrones y se haya acostumbrado a plasmar sus charlas en papel, será necesario recapitular.

. . .

Cuando encuentre patrones que digan que merece cosas negativas, o donde se inserta a usted dentro del papel de la víctima, o donde se descubra pensando que todo lo que le sucede está en la mano del destino y usted tiene muy mala suerte, entre otros similares, es necesario que se frene y los redirija por otro camino de inmediato y a consciencia. Interrúmpalos, suprímalos, haga lo que sea posible para prevenir que sucedan en primer lugar.

Hay muchas cosas en riesgo. Cuando se adentra a una charla negativa con usted mismo, y no presta atención a estas señales, se ahogará en un sentimiento de culpa todo el tiempo. El arrepentimiento llenará sus pensamientos o al menos se volverá un factor significante de estos. Empezará a compararse con otras personas constantemente. Está bien si logra salir de esto de manera exitosa, pero el problema es que la mayoría de las personas no pueden hacer más que sucumbir a la comparación.

Más aún, cuando participa constantemente en este diálogo negativo, desarrolla un temor al rechazo y al fracaso, lo que le lleva a inculcarle la sensación de que alguien le está juzgando todo el tiempo por no poder hacer nada bien. Por lo tanto, hágase el favor de purgar todo comentario perjudicial sobre su carácter y acciones. No será algo fácil, pero, en definitiva, es necesario. Vale la pena hacerlo y empezar desde ahora.

12

Sea constante

Las personas que son confiadas "por naturaleza" o "en automático" no nacieron como tal. Si bien hay una fracción de la población que tiene predisposición genética hacia la positividad, el optimismo y la confianza, son una minoría.

Las demás personas aprendieron a ser así. Es imprescindible que entienda esto. No está condenado o condenada a tener mala autoestima. Si ellas pueden volver su confianza un hábito de tal manera que parezca natural, usted también.

. . .

Para volver su autoconfianza una costumbre, debe entender cómo funcionan estas en primer lugar. Normalmente, se componen de tres cosas: hay un detonador o una señal, ya sea palabras, una situación social, acciones ajenas, entre otras señales externas; hay una acción habitual, que es la reacción causada por lo anterior; y, tras ella, hay una recompensa recibida. Esta es la clave para desarrollar un hábito.

Las personas que confían en sí mismas son capaces de usar este sistema, sea de manera consciente o inconsciente, para mantenerse seguras constantemente, sin importar qué suceda.

¿Cómo se desarrolla esto? Empiezan al detectar cierta situación en la que se necesitará confianza por lo que recuerdan actuar como tal. Al principio, esto requerirá mucho esfuerzo. Una vez acostumbradas, se vuelve casi automático. Cuando actúan de esta manera tan favorable, reciben una recompensa positiva.

Por ejemplo, cuando va a una reunión social para conocer a nuevas personas y, al entrar, se percata que muchas de ellas le miran de manera neutra o incluso que le sonríen desde antes que se les acerque. Por fuerza de hábito, sabe que necesita actuar con seguridad, así que este sentimiento se detona dentro de usted. Así, envía todo tipo de señales corporales favorables, llegando a acercarse a algunas personas de esta manera neutra o positiva, sonriente. Hace algunas preguntas y le responden con la misma energía, mostrando interés por usted. Esto le hará sentir con la seguridad suficiente como para volver a intentar el proceso, por lo que vuelve a empezar. De esta manera, al ir conociendo a más personas, empezará a desenvolverse de manera más cómoda y tranquila. Así, subirá por un espiral que le llevará a niveles cada vez más altos de autoconfianza, de tal manera que la relación consigo mismo mejore, impactando también el tipo de conexiones que usted establezca.

Por lo mismo, es crucial que acepte y aproveche cualquier oportunidad para practicar la autoconfianza. No se esconda de ellas, ni les rehúya. La próxima vez que le inviten a hablar frente al público, hágalo. Prepare lo que necesite y atraviese la velada de la mejor manera posible.

Incluso si falla, está bien. Espere a la siguiente oportunidad y anímese a tomarla. Siga aprovechando cada reto que se interponga en su camino hasta que empiece a alcanzar victoria tras victoria. De esta manera, avanzará en su progreso con mayor estabilidad y seguridad.

Para complementar y solidificar su proceso, también puede idear un plan de treinta días para mejorar su autoconfianza.

No se adentre a ello pensando que empezará siendo una persona extremadamente insegura y terminará siendo una fuerza imparable movida por la confianza; no puede ser tan simple.

En cambio, tome lo que ya sabe sobre usted tras haber reflexionado la información que encontró en este libro.

Construya un plan para comenzar y anote metas realistas que le gustaría lograr día con día a lo largo de un mes.

. . .

En vez de esperar a que se transforme en una persona segura de sí misma a través de un milagro, procure tomar un paso a la vez. Trabaje en su baja autoestima primero. Enfóquese en su manera de pensar. Idee un plan para cambiar esto en treinta días, y chéquese en el último.

Una vez que haya analizado su progreso y decidido si está listo o lista para avanzar al siguiente nivel, cree otro plan para los siguientes treinta días. Repita cuantas veces sea necesario.

Al implementar este proyecto utilizando el formato explicado, usted logrará motivarse a alcanzar mayores niveles de autoconfianza a un ritmo realista y sustentable.

Procure no poner demasiada presión sobre usted mismo o misma para no tentarse a renunciar. Perderá cuando decida hacerlo. El propósito de estos planes mensuales es enfocar sus pensamientos en los cambios que en verdad puede lograr en dicho marco de tiempo.

. . .

Esto no quiere decir que no probará sus límites o se impondrá retos, al contrario. Con el tiempo apropiado y al aplicar los puntos que aprendió en este libro, se volverá alguien capaz de animarse a atravesar cualquier obstáculo de manera apropiada. No estará persiguiendo cualquier cosa o perdiendo el tiempo.

Cada día tendrá su fin en términos de sus metas de autoconfianza. Así, mantendrá su progreso y sus logros como algo constante y conveniente.

Conclusión

La confianza no aparecerá por arte de magia. Es una habilidad que tendrá que practicar una y otra vez. Puede tomar este libro y ponerlo a un lado de su cabeza, pero nada sucederá en su realidad hasta que busque y haga algo suceder. En otras palabras, tiene que actuar. No puede esperar al momento indicado para ser confiado o confiada. No puede aplazar el trabajo que implica desarrollar su autoestima.

Tiene que empezar hoy porque tal vez mañana sea demasiado tarde.

La buena noticia es que la confianza se consigue más fácil de lo que cree. Al fin y al cabo, ya tiene algo por lo que sentirse orgulloso u orgullosa: su pasión. Todos

Conclusión

tenemos pasiones e intereses; al elegir desarrollarlos, también beneficiará a su autoestima.

Mientras más cariño se tenga a sí mismo o misma, empezará a considerar que es alguien con valor, por lo que la relación que tiene con su existencia también mejorará. Poco a poco, dejará de pensar en usted como una víctima o como el mayor enemigo de su historia.

De esta manera, su confianza llegará a niveles tan altos que podrá proyectarla al mundo exterior. Así, las personas reconocerán automáticamente que es alguien que sabe lo que hace, lo que las anima a confiar en usted a tal punto que le consideran como alguien persuasivo o persuasiva, todo gracias a su autoconfianza. Recuerde que ya tiene los ingredientes necesarios para desarrollar esta habilidad en su interior. Nadie es una hoja en blanco en cuanto a la base sobre la que pueden empezar su proceso. Lento, pero seguro, lo logrará.

www.ingramcontent.com/pod-product-compliance
Lightning Source LLC
Chambersburg PA
CBHW072159070526
44585CB00015B/1217